主 编

孟繁甦

编 委

王　滢　陈映彤　邓文婷　邹雨明
陈冰冰　林杏娟　杜子媚

编委会

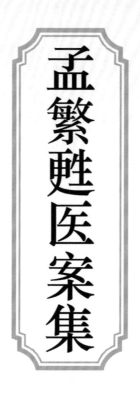

孟繁甦医案集

孟繁甦　主编

暨南大学出版社
JINAN UNIVERSITY PRESS

中国·广州

图书在版编目（CIP）数据

孟繁甦医案集 / 孟繁甦主编. -- 广州 ： 暨南大学
出版社，2024. 10. -- ISBN 978-7-5668-3977-0

Ⅰ. R259.92；R256.23

中国国家版本馆 CIP 数据核字第 2024PT0656 号

孟繁甦医案集
MENG FANSU YIAN JI
主　编：孟繁甦

出 版 人：阳　翼
责任编辑：郑晓玲
责任校对：刘舜怡　何江琳
责任印制：周一丹　郑玉婷

出版发行：暨南大学出版社（511434）
电　　话：总编室（8620）31105261
　　　　　营销部（8620）37331682　37331689
传　　真：（8620）31105289（办公室）　37331684（营销部）
网　　址：http://www.jnupress.com
排　　版：广州市尚文数码科技有限公司
印　　刷：广州市快美印务有限公司
开　　本：787mm×1092mm　1/16
印　　张：12
字　　数：217 千
版　　次：2024 年 10 月第 1 版
印　　次：2024 年 10 月第 1 次
定　　价：88.00 元

　　自学习中医以来，我深知"辨证论治""整体观念"是中医学倡导的理念，临证时虽努力践行以上中医治疗法则，但始终未得要领，临床疗效一般。经不断努力，我逐步意识到学习中医的捷径是跟名师。在中医学习过程中，我有幸得到多位名医的指导，见识到老师们辨证施治效如桴鼓。他们无一不是熟读经典，深谙经典医案之精粹，在临床运用上得心应手，往往"一剂知，二剂已"。

　　经过多年努力，我顺利通过国家考试，成为第五批全国中医临床优秀人才培养对象。"学经典、跟名师、做临床"，是国家对中医生的殷切期望，也是通过实践总结出来的提升中医临床疗效的最佳方法。在中医学习过程中，我进一步研究了《伤寒论》《黄帝内经》《温病条辨》等中医经典著作，熟读、背诵其中的经典条文，并运用于临床，效果显著。通过向老师们学习、与同学们交流，我的临床技能有了明显提高。

　　中医医案是中医文献的重要组成部分，其中既阐释了中医诊治基本法则，又总结了外感热病治疗规律，在中医学中占有重要位置。《伤寒论》中收录了大量高质量医案，总结、继承和运用了前人医疗经验，为后人留下了鲜活的医疗实例。这些经典医案一直受到中医实践者的关注和重视。阅读经典医案，取其精华，是提高临床疗效的重要途径之一。

　　本书是我的部分临证医案汇总，涉及不同分科，如睡眠类疾病、月经病、新冠病毒感染后症状以及内科杂病。这些医案体现了我的一些中医诊疗思路，虽不如经典医案可读性强，但通过记录、总结以及阶段性复盘，对我个人以及所带学生的临床诊疗能力提升有重要作用。

　　受本人学识所限，书中所述内容及诊疗过程可能有不完善之处，敬请读者批评指正。

孟繁甦

2024 年 8 月

目　录

不寐

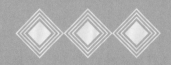

不寐

小柴胡加龙牡合知柏地黄丸加减治疗不寐案

患者张某，女性，55 岁。

患者有睡眠差病史 2 年余，曾在门诊治疗后睡眠正常。近 2 周无明显诱因下再发睡眠差加重，遂至我院门诊就诊。

初诊（2023 年 2 月 22 日）

刻下症见：睡眠变差，表现为入睡困难（需要 3 小时），脚掌发热，伴小腿冷。情绪稳定。无头痛，小便正常，无夜尿增多，大便调。

舌脉：舌偏红，苔薄黄，脉沉缓稍有力。

西医诊断：睡眠障碍

中医诊断：不寐

证型：阴虚证

治法：和解少阳，滋阴清热。

处方：小柴胡加龙牡合知柏地黄丸加减

| 黄芩片 10 克 | 法半夏 10 克 | 龙骨^{先煎}30 克 | 牡蛎^{先煎}30 克 |

黄芩片 10 克　　法半夏　10 克　　龙骨^{先煎}30 克　　牡蛎^{先煎}30 克

郁金　 10 克　　珍珠母^{先煎}30 克　蜡梅花 10 克　　合欢皮 10 克

莲子心 5 克　　甜叶菊　 2 克　　知母　 10 克　　黄柏　 10 克

地骨皮 15 克　　青蒿　　20 克　　肉桂^{后下} 3 克

上方加水 800mL，煎至 400mL，温服，共 7 剂。

二诊（2023年2月28日）

刻下症见：入睡困难好转，时间由原来的 3 小时减为 1.5 小时。入睡前思虑多且不能控制，自觉心神较乱。脚掌已无发热，现变冷，小腿温热不冷。夜尿 1 次，醒后可再睡。夜间有一次突然自觉潮热。

舌脉：舌淡暗红，苔薄黄，脉沉滑有力。

处方：知柏地黄丸加减

龙骨^{先煎}30 克	牡蛎^{先煎}30 克	珍珠母^{先煎}30 克	甜叶菊 2 克

龙骨先煎30 克　牡蛎先煎30 克　珍珠母先煎30 克　甜叶菊 2 克

知母　　5 克　黄柏　　5 克　地骨皮　10 克　青蒿　20 克

肉桂后下5 克　制远志 10 克　石菖蒲　15 克　党参　15 克

黄连　　3 克

上方加水 800mL，煎至 400mL，温服，共 7 剂。

三诊（2023年3月8日）

刻下症见：入睡困难进一步好转，入睡时间 1 小时左右。服药两天后，各种症状如思虑多、潮热等减轻。舌麻。

舌脉：舌淡暗红，苔薄黄，脉沉滑有力。

处方：效不更方。

四诊（2023年3月15日）

刻下症见：入睡困难继续好转，1 小时内可以入睡。症状稳定，自我感觉良好。

舌脉：舌淡暗红，苔薄黄，脉沉滑有力。

处方：守上方，加山药 20 克平补肺脾肾。

煎服法同前，共 7 剂。

嘱患者病情稳定后可间断服药，配合饮食、运动等物理治疗。

临证体会

"三因制宜"学说是中医的基本治则之一，"三因制宜"中的"因人"强调在治疗过程中要根据人的体质、性别、年龄等不同来制定适宜的治疗方法。现存最早的《黄帝内经》（含《素问》《灵枢》）及东汉张仲景所著的《伤寒杂病论》对体质已有了初步认识；之后历代医家对体质学说加以继承与发展；现代王琦院士编著的《中医体质学》，集历代体质学说之大成，又结合了现代医学的观点，标志着中医体质学已成为一门独立的学科。

围绝经期综合征在中医学中称为"绝经前后诸证"，是女性发育过程中必经的生理阶段。《素问·上古天真论》指出："女子二七而天癸至……，七七……天癸竭。"围绝经期正是"天癸竭"之前后，女子将届经断之年，先天肾气渐衰，任脉虚，太冲脉衰，天癸将竭，导致机体阴阳失调，从而出现围绝经期诸症。《素问·调经论》云："阳虚则外寒，阴虚则内热。"根据阴阳动态平衡的原理，阴或阳的任何一方不足，必然导致另一方的相对亢盛，阴虚不能制约阳，则阳相对亢胜而出现热象。因此，在治疗此阶段的女性疾病时，尤其要注意调整阴阳，"阴平阳秘，精神乃治"。

孟繁甦教授按语

该患者是我的门诊老患者，既往长期在广州某医院诊治，因疫情不方便外出，故转诊到我处。经过3个月调整，其睡眠已恢复正常。本次再发，自觉无明显诱因。从临床表现上看，仍符合小柴胡加龙骨牡蛎汤证。患者睡眠差，同时伴有脚掌发热、小腿冷，舌偏红，苔薄黄，脉沉缓稍有力，可知除了少阳枢机不利，还伴有阴虚内热，故加知母、黄柏、地骨皮、青蒿加强滋阴清热之力。患者脚掌冷，故加肉桂以温肾助阳、引火下行。首方即取效，后适当调整。本次诊治不足一个月，患者睡眠即转为正常。这是在六经辨证基础上，结合患者体质，因人制宜，故取得良效。

（杜子媚、孟繁甦／整理）

小柴胡加龙牡汤加减治疗不寐案

患者李某，女性，45岁。

患者有睡眠差病史10余年，2021年曾于他院行乳腺良性肿瘤术，术后仍睡眠差，遂至我院门诊就诊。

初诊（2023年3月7日）

刻下症见：睡眠差，多梦，偶有吓人噩梦。常在凌晨1—3点醒，醒后可再睡。最近腹胀。纳可。

月经史：末次月经：2023年3月4日。经期持续4天，无痛经，周期正常。

舌脉：舌暗红，苔薄黄，脉沉弱。

西医诊断：睡眠障碍

中医诊断：不寐

证型：肝脾不和证

治法：调和肝脾。

处方：小柴胡加龙牡汤加减

北柴胡 10克	黄芩片 10克	法半夏 10克	龙骨^{先煎} 30克

北柴胡 10 克　　黄芩片 10 克　　法半夏 10 克　　龙骨^{先煎}　30 克

牡蛎^{先煎}30 克　　茯神　20 克　　郁金　15 克　　珍珠母^{先煎}30 克

钩藤^{后下}15 克　　牡丹皮 10 克　　白芍　10 克　　白术^{先煎}　10 克

茯苓　10 克

上方加水800mL，煎至400mL，温服，共7剂。

二诊（2023 年 3 月 14 日）

刻下症见： 睡眠好转，做梦减少。易醒明显好转。

舌脉： 舌暗红，苔薄黄，左脉沉弱、右脉滑数。

处方： 守上方，加地骨皮 20 克、青蒿 15 克。

煎服法同前，共 7 剂。

临证体会

在临床治疗有睡眠障碍的患者时，当患者诉做梦时，应进一步询问是否有噩梦，这对于临床辨证是有帮助的。噩梦，古籍亦称之为"恶梦""魇""梦魇""梦寐魇寐"等，是指睡眠中出现恐怖或焦虑的梦境体验而导致睡眠紊乱，常因此惊醒，事后能够回忆，影响睡眠质量，引起负面情绪体验。《素问·脉要精微论》曰："阴盛则梦涉大水恐惧……阴阳俱盛则梦相杀毁伤……下盛则梦堕……长虫多则梦相击毁伤。""噩梦"首见于《类经·梦寐》，其按语说："《周礼》六梦……二曰噩梦，有所惊愕而梦也。"其含义与当代意义有差别。"恶梦"首见于《本草经集注·麝香》："以真者一子，置头间枕之。辟恶梦及尸疰鬼气。"本草著作多记录有"辟恶梦"功效的药物，但无专篇论治。"梦魇"首见于《证类本草·苏合香》："令人无梦魇。"《普济方》《针灸资生经》《杂病源流犀烛》列专篇论治，前两部偏于针灸、祝由，《杂病源流犀烛·不寐多寐源流》附"梦魇"源流证治，益气安神汤、静心丹、雄朱散是专为梦魇而设。

临证时，应根据患者表现的证候进行施治。噩梦多考虑与肝胆有关。肝主疏泄，畅达气机，摄魂，藏血。情志不遂，气机郁滞，夜卧而魂不安其宅，肝气虚，则善恐易惊，易发生噩梦，故治在少阳。此例患者睡眠差 10 余年，这种睡眠障碍的治疗是比较困难的。四诊合参，考虑病在少阳。龙骨、牡蛎作为药对是常用的潜阳安神药物。本案使用珍珠母、钩藤加强平肝潜阳、重镇安神的作用。舌暗红、月经量中等，故予当归芍药散以活血利水。虽是多年睡眠问题，但患者用药后反应良好，故守方微调整。可见，尽管病情反复多年，只要对症用药，加上患者身心配合，就能达到满意疗效。

（杜子媚、孟繁甦／整理）

柴胡加龙骨牡蛎汤加减治疗不寐案一

患者翁某，女性，68 岁。

患者从年轻时下乡开始睡眠差，至今已经间歇性睡眠差反复 30 余年，遂至我院门诊就诊。

初诊（2023 年 11 月 1 日）

刻下症见：入睡困难，睡后易醒，醒后难再睡，彻夜不寐情况少，伴口干口苦、记忆力下降、脱发、眼睛发蒙，偶有多梦、心烦气躁，无打鼾，无胃痛胃胀，纳可，小便调，大便烂。

舌脉：舌暗胖大，苔黄腻，脉沉。

西医诊断：睡眠障碍

中医诊断：不寐

证型：痰瘀阻络证

治法：化痰通络，安神定志。

处方：柴胡加龙骨牡蛎汤加减

北柴胡 10 克	黄芩片 10 克	法半夏 10 克	瓜蒌皮 10 克
龙骨^{先煎} 30 克	牡蛎^{先煎} 30 克	郁金 20 克	醋香附 15 克
制远志 15 克	石菖蒲 15 克	钩藤^{后下} 30 克	丹参 30 克
赤芍 10 克	麸炒枳壳 10 克		

上方加水 600mL，煎至 400mL，温服，共 7 剂。

二诊（2023 年 11 月 14 日）

刻下症见：睡眠改善，口干口苦改善。大便仍烂。

舌脉：舌暗胖大，苔黄腻，脉沉。

处方：上方去瓜蒌皮、郁金、钩藤、丹参、赤芍、枳壳，加枸杞子 10克、四制益母草 15 克、桑寄生 25 克。

煎服法同前，共 7 剂。

三诊（2023 年 11 月 28 日）

刻下症见：睡眠明显改善，既往醒后难再睡，现醒后可再睡。日间饮水后很快想小便。大便多偏烂。后背不适、无痛，站立半小时自觉腰酸。

舌脉：舌暗胖大（两侧瘀），苔白腻，脉沉滑有力。

处方：上方去远志、枸杞子，加牛膝 15 克、续断片 10 克。

煎服法同前，共 7 剂。

临证体会

此患者因生活环境改变，心境不佳，导致长年不寐，肝气不畅，气郁化火而见口干口苦，偶有多梦、心烦气躁；久病成瘀，气血津液运化失常，水湿聚而成痰，故见大便烂、舌暗胖大。四诊合参，可辨为痰瘀阻络证，加之情志抑郁、口干口苦、多梦、心烦气躁，症属少阳，故用柴胡加龙骨牡蛎汤加减。

柴胡加龙骨牡蛎汤出自《伤寒论》第 107 条"伤寒八九日，下之，胸满烦惊，小便不利，谵语，一身尽重，不可转侧者，柴胡加龙骨牡蛎汤主之"，组成药物有柴胡、半夏、龙骨、牡蛎、人参、大黄、茯苓、桂枝、铅丹、生姜、大枣，具有解郁安神、镇静清热、和解少阳之功效。

初诊时，用北柴胡、郁金、香附行气解郁；龙骨、牡蛎重镇安神；枳壳、法半夏、瓜蒌皮理气化痰；黄芩、赤芍、钩藤、丹参清肝活血；远志、石菖蒲安神益志，祛痰开窍，共奏化痰通络、安神定志之功。

二诊时，患者睡眠改善，口干口苦改善，故守上方微调整，去清热之赤芍、钩藤，理气化痰之郁金、枳壳、瓜蒌皮；肾司二便，患者肾阳不足，大便烂，故加枸杞子、桑寄生补肝肾，改丹参为益母草，可利小便而实大便。

三诊时，患者睡眠明显改善，水湿从小便而出，大便改善，久站腰酸，为肾虚之象，故去远志、枸杞子，加牛膝、续断以增强补肝肾之功。

不寐多由情志不畅、劳倦思虑过度、久病、年迈体虚、饮食不节等因素所致，总属阳盛阴衰，阴阳失交。治疗应以补虚泻实、调整阴阳为大法，辅以重镇安神之品。顽固性失眠则加活血化瘀的药味，整体施治，加以调摄精神，畅情志以安神，可获良效。

（邹雨明、孟繁甦／整理）

柴胡加龙骨牡蛎汤加减治疗不寐案二

患者倪某，女性，61岁。

患者3月余前由于家庭原因出现入睡困难、多梦，遂至我院门诊就诊。

初诊（2023年3月29日）

刻下症见：入睡困难，多梦，情绪低落，心烦，每晚可以入睡1～2小时，伴有耳鸣。无口干口苦，无胸闷心悸，无恶心呕吐，纳可，二便正常。

舌脉：舌淡红，苔黄腻，脉沉。

西医诊断：睡眠障碍

中医诊断：不寐

证型：肝郁脾虚证

治法：疏肝解郁，重镇安神。

处方：柴胡加龙骨牡蛎汤加减

柴胡 10 克	黄芩 10 克	法半夏 10 克	炙甘草 10 克
生姜 10 克	黑枣 15 克	龙骨^{先煎} 30 克	牡蛎^{先煎} 30 克
党参 10 克	茯神 20 克	郁金 20 克	

上方加水600mL，煎至400mL，温服，共14剂。

二诊（2023年4月12日）

刻下症见：情绪较前稳定，每晚可以入睡约5小时，无心烦，无口干口苦等不适，仍有耳鸣。追问病史得知耳鸣病史已有20余年，近些年加重，未系统诊治。

舌脉：舌淡红，苔黄腻，脉沉。

处方：柴胡加龙骨牡蛎汤加减

| 柴胡 | 10 克 | 黄芩 10 克 | 法半夏10克 | 石决明^{先煎}30 克 |

柴胡　　10 克　　黄芩 10 克　　法半夏10克　　石决明^{先煎}30 克

炙甘草 10 克　　生姜 10 克　　黑枣　15 克　　龙骨^{先煎}　30 克

牡蛎^{先煎}30 克　　党参10克　　茯神　20 克　　郁金　　20 克

钩藤　　15 克

上方加水 600mL，煎至 400mL，温服，共 10 剂。

三诊（2023 年 4 月 28 日）

刻下症见：睡眠明显好转，情绪可，做梦减少，仍有耳鸣。

舌脉：舌红，苔黄腻厚，脉沉弱。

处方：柴胡加龙骨牡蛎汤加减

柴胡　　10 克　　清半夏 10 克　　石决明^{先煎}30 克　　麸炒苍术 10 克

生姜　　10 克　　龙骨^{先煎}30 克　　牡蛎^{先煎}　30 克　　茯神　　20 克

郁金　　20 克　　钩藤^{后下}15 克　　天麻　　10 克　　陈皮　　5 克

石菖蒲15 克　　姜厚朴 10 克

上方加水 600mL，煎至 400mL，温服，共 7 剂。

临证体会

《伤寒论·辨不可下病脉证并治第二十》中有"怅怏不得眠"，而"怅怏"是指一种闷闷不乐、心情低落的情绪状态。在中医基础理论中有讲到：疾病的发生与情志密切相关，可影响脏腑气机运行及体内水液代谢。《素问·举痛论》也说："怒则气上，喜则气缓，悲则气消，恐则气下，寒则气收，炅则气泄，惊则气乱，劳则气耗，思则气结。"而《素问·阴阳应象大论》曰："心在志为喜，肝在志为怒，脾在志为思，肺在志为忧，肾在志为恐。"古人已写明五脏及其相对应的五志：喜伤心，怒伤肝，思伤脾，忧伤肺，恐伤肾。《格致余论·阳有余阴不足论》中有"司疏泄者，肝也"。《柳州医话》中有

"七情之病，必由肝起"。《读医随笔·卷四》中有"凡脏腑十二经之气化，皆必借肝胆之气化以鼓舞之，始能调畅而不病"。《临证指南医案·卷一》的"肝为风木之脏，因有相火内寄，体阴用阳，其性刚，主动、主升，全赖肾水以涵之，血液以濡之，肺金清肃下降之令以平之，中宫敦阜之土气以培之，则刚劲之质，得为柔和之体，遂其条达畅茂之性，何病之有"，提到肝属木，作为将军之官，主气机疏泄，喜条达、恶抑郁，肝气舒畅则疾病无从而起。

该患者病因为家中琐事导致不寐、多梦、心烦。情绪低落，则肝气易郁结，气机不畅，气郁化火，则见心烦、多梦等症状。再观其舌脉象，舌淡红、苔黄腻、脉沉，提示患者有肝气郁结化火。张锡纯曾说过：肝木过盛可以克脾土，致脾胃运化失常，水湿停滞，痰饮内生，痰气交阻，痰热扰神则入睡困难。《伤寒论》第107条："伤寒八九日，下之，胸满烦惊，小便不利，谵语，一身尽重，不可转侧者，柴胡加龙骨牡蛎汤主之。""胸满烦惊"提示患者常有叹息，心烦甚至躁动不宁，或惊悸、多梦等情况。结合本案患者主证——心烦、多梦、情绪低落，治当以疏肝解郁、重镇安神为主，故方拟柴胡加龙骨牡蛎汤加减。方中，柴胡疏肝解郁，解少阳郁热；黄芩清热除烦；法半夏燥湿化痰和胃；郁金调和三焦气机，行气清肝热；茯神养肝安神；龙骨、牡蛎平肝潜阳，重镇安神；党参、炙甘草、生姜、黑枣养血安神，健脾和胃。全方寒温并用，升降同调，攻补兼施，能调达上下，使气机舒畅。

二诊时，患者诉入睡时间延长，每晚可以入睡约5小时，余症同前，继续予前方加用石决明、钩藤平肝潜阳。

三诊时，患者诉睡眠明显好转，情绪可，做梦减少，结合舌脉象——舌红、苔黄腻厚、脉沉弱，考虑患者痰热加重，而清半夏辛温，燥烈之性和缓，善于燥湿化痰，较法半夏燥湿能力强，故在前方基础上将法半夏改清半夏，减去偏温补之品——党参、炙甘草、黑枣；此时患者情绪稳定，气机顺畅，前方中苦寒之品易损伤阳气，故减去黄芩；加苍术、陈皮配伍清半夏以燥湿健脾化痰，姜厚朴行气豁痰，石菖蒲化湿和胃安神。

治疗不寐时，应以患者的情志表现为辨证依据，积极调节其情志，并结合其体质及四诊所得遣方用药，方能收获较好效果。《血证论·脏腑病机论》提到"木之性主乎疏泄。食气入胃，全赖肝木之气以疏泄之，则水谷乃化。设肝不能疏泄水谷，渗泄中满之证在所难免"，脾胃为后天之本，在调畅气机的同时固护脾胃，既能驱散邪气，又可扶助正气。

（陈冰冰、孟繁甦／整理）

柴胡加龙骨牡蛎汤加减治疗不寐案三

患者袁某，男性，50岁。

患者自小就睡眠差，未系统诊治，平素易因思虑过度而入睡困难，一年前出现饮食不节、进食生冷后睡眠进一步变差，遂至我院门诊就诊。

初诊（2023年6月6日）

刻下症见： 每天至凌晨4—5点才能入睡，伴多梦、心烦，轻微口干口苦，无性情急躁，无胃胀痛，无反酸嗳气。现间断服用阿普唑仑1粒，效果不佳。纳可，饿时容易心慌、无力（无低血糖）。近一周大便不成形，小便正常。自觉大便正常时精神状态好。

舌脉： 舌淡红，苔薄黄，脉沉滑有力。

西医诊断： 睡眠障碍

中医诊断： 不寐

证型： 阳虚证

治法： 解郁安神，温阳和中。

处方： 柴胡加龙骨牡蛎汤加减

北柴胡 10 克	桂枝 10 克	干姜 5 克	黄芩片 10 克
牡蛎^{先煎}30 克	天花粉 20 克	炙甘草 10 克	炒白芍 10 克
制远志 10 克	石菖蒲 10 克	清半夏 10 克	龙骨^{先煎}30 克
钩藤^{后下}15 克	麸炒苍术 10 克		

北柴胡 10 克　　桂枝　　10 克　　干姜　　5 克　　黄芩片 10 克
牡蛎^{先煎}30 克　　天花粉　20 克　　炙甘草 10 克　　炒白芍 10 克
制远志 10 克　　石菖蒲　10 克　　清半夏 10 克　　龙骨^{先煎}30 克
钩藤^{后下}15 克　　麸炒苍术 10 克

上方加水 600mL，煎至 400mL，温服，共 7 剂。

二诊（2023 年 6 月 21 日）

刻下症见：睡眠改善，纳可，饿时容易心慌、无力（无低血糖）情况稍好转，无口干口苦。稍有头晕，自觉后脑部有胀感。大便稍成形，小便调。

舌脉：舌淡红，苔薄白，脉沉滑有力。

处方：上方去制远志、麸炒苍术，加干姜 5 克，合欢皮、蜡梅花各 10 克。

煎服法同前，共 7 剂。

三诊（2023 年 7 月 11 日）

刻下症见：睡眠好转，心情平静。饿时容易心慌、无力（无低血糖）情况明显好转。头晕明显减轻，无后脑胀。大便仍偏烂、不成形。

舌脉：舌淡红有裂纹，苔薄黄，脉沉滑有力。

处方：上方去炙甘草、炒白芍，减北柴胡、黄芩各 5 克，加葛根 30 克、甜叶菊 1 克。

煎服法同前，共 7 剂。

临证体会

该患者因思虑过度导致肝气不畅，脾气亏损，脾胃运化失健，生痰湿之邪，郁而化火，扰动心神。近一年又因饮食失节、过度食冷，导致阳气受损，不能温养心神，阳不入阴，出现失眠加重。结合舌脉象，四诊合参，辨为阳虚证，方选柴胡加龙骨牡蛎汤加减。

初诊时，因患者思虑过重，用疏肝解郁之北柴胡调畅情志；辅以重镇安神之龙骨、牡蛎，安神开窍之远志、石菖蒲调整睡眠；大便不成形，则去苦寒泻下之大黄，加桂枝、干姜、炙甘草以温中阳；阳虚易夹痰湿，加清半夏、苍术燥湿化痰，黄芩、钩藤清热平肝，天花粉、白芍滋阴柔肝，防苦寒太过。全方寒热并用，攻补兼施，以调节机体阴阳平衡。

二诊时，患者睡眠改善，大便稍成形，故去安神之远志、燥湿之苍术，稍增干姜之量以温中阳；现见患者头晕、后脑胀，故加合欢皮、蜡梅花以疏肝解郁、调畅气机。

三诊时，患者诸症好转，唯有大便偏烂，故守上方加减，减苦寒之北柴胡、黄芩，去苦寒之炒白芍，去调中之炙甘草，加升阳止泻之葛根，稍加甜叶菊以调中药口感。辨证施治，以获良效。

《张氏医通·不得卧》云："胃不和，则卧不安。"五脏藏神，脾失健运，胃气失和则心神失养，发为不寐。不寐属心神病变，在常规用药治疗时，也应重视调摄精神，喜怒有节，讲究睡眠卫生，规律作息，以助更好地睡眠。

（邹雨明、孟繁甦／整理）

柴胡加龙骨牡蛎汤加减治疗不寐案四

患者陈某，女性，33 岁。

患者睡眠浅多年，最近 3 个月睡眠差加重，遂至我院门诊就诊。

初诊（2022 年 4 月 1 日）

刻下症见： 入睡困难，多梦易醒，常在凌晨三四点醒后难再睡，伴口苦、疲倦乏力，偶有心烦，情绪低落，无心慌心悸，无胃胀不适，无打鼾。最近 4 个月大便不成形，小便正常。

月经史： 末次月经：2023 年 3 月 9 日。月经周期正常，经量少，轻微痛经，月经前乳房胀痛明显。

舌脉： 舌稍红，苔黄厚腻，脉弦数。

西医诊断： 睡眠障碍

中医诊断： 不寐

证型： 少阳证

治法： 和解少阳，重镇安神。

处方： 柴胡加龙骨牡蛎汤加减

北柴胡 10 克　黄芩片 10 克　法半夏 10 克　龙骨^{先煎} 30 克

紫苏梗 10 克　玫瑰花 10 克　醋香附 10 克　牡蛎^{先煎} 30 克

合欢皮 10 克　郁金　10 克

上方加水 600mL，煎至 400mL，温服，共 7 剂。

二诊（2022年4月8日）

刻下症见：入睡困难好转，醒后可再睡，仍多梦，无口苦，情绪稳定。大便成形，小便正常。

舌脉：舌稍红，苔黄厚腻，脉弦数。

处方：上方调整，法半夏换成清半夏，加郁金5克、钩藤20克。

煎服法同前，共7剂。

三诊（2022年4月15日）

刻下症见：睡眠好转，仍多梦，晨起无疲惫感，口臭，无口苦，情绪稳定。大便成形，小便正常。

舌脉：舌稍红，苔黄厚腻，脉细弱。

处方：上方加钩藤10克、当归5克、连翘10克、白芍10克、薄荷5克。

煎服法同前，共7剂。

临证体会

该患者多年眠浅易醒，形体瘦弱，正气不足，外邪由表入里，侵犯少阳，气机不畅，郁而化火，扰动心神，导致入睡困难，多梦易醒；少阳肝胆二经疏泄失常，出现口苦、心烦。结合舌脉象，四诊合参，可辨为不寐之少阳证，方选柴胡加龙骨牡蛎汤加减。

柴胡加龙骨牡蛎汤出自《伤寒论》，由小柴胡汤去甘草，加龙骨、牡蛎、桂枝、铅丹、大黄、茯苓组成。此方主治伤寒邪陷少阳，枢机不利，表里俱病，虚实夹杂之证。

初诊时，用北柴胡配黄芩和解少阳，郁金、香附、玫瑰花、合欢皮、紫苏梗行气解郁，龙骨、牡蛎重镇安神，法半夏健脾燥湿，共奏和解少阳、重镇安神之功。

二诊时，患者睡眠改善，情绪好转，无口苦，仍有多梦，结合舌脉象，考虑肝气不畅，魂不安位，加之痰湿蕴结致多梦，故守上方加减，将偏于祛寒痰、调和脾胃之法半夏换成燥湿化痰之清半夏，增祛痰之力；加郁金、钩藤以增疏肝清肝之力，调肝畅情志以安眠。

三诊时，因患者仍有多梦，加当归、白芍以养肝体，钩藤平肝阳，行肝体阴而用阳之力；因患者口臭，用薄荷、连翘芳香疏肝清热之效。

失眠属于中医学"不寐"范畴。《灵枢·口问》云"阳气尽，阴气盛，则目瞑，阴气尽而阳气盛，则寤矣"，《灵枢·营卫生会》云"营卫之行，不失其常，故昼精而夜瞑"，指出不寐是机体营卫不和、阴阳失调所致。只有阳入于阴，阴阳交合，人体才能有正常的睡眠。少阳为枢，起调节阴阳、气血、营卫的作用，用柴胡类方药治疗失眠，疗效颇佳。

（邹雨明、孟繁甦／整理）

百合地黄汤加减治疗不寐案

患者黄某，女性，59岁。

患者3年前无明显诱因下出现睡眠差，遂至我院门诊就诊。

初诊（2023年10月13日）

刻下症见： 入睡困难，睡后易醒，醒后难再睡，多梦。多汗，无明显潮热，无心烦急躁。头晕，偶尔口干口苦。容易胃胀，无反酸嗳气。纳差，大便干，小便正常。

舌脉： 舌偏红，苔薄黄，脉沉弱。

西医诊断： 睡眠障碍

中医诊断： 失眠

证型： 阴虚内热证

治法： 滋阴清热，敛汗安神。

处方： 百合地黄汤加减

| 百合 | 15克 | 生地黄 30克 | 龙骨^{先煎} 30克 | 牡蛎^{先煎} 30克 |

百合　　15克　　生地黄 30克　　龙骨^先煎 30克　　牡蛎^先煎 30克

糯稻根 30克　　浮小麦 30克　　蜡梅花 15克　　合欢花 10克

上方加水800mL，煎至200mL，温服，共7剂。

二诊（2023年10月27日）

刻下症见： 睡眠明显改善，醒后可再睡，睡眠时间可达5～6小时。头晕较前减轻，纳一般，仍易胃胀，大便顺畅。

舌脉： 舌偏红，苔薄黄，脉沉弱。

处方： 上方加重生地黄用量至 40 克，去糯稻根，加布渣叶 30 克、麸炒枳壳 10 克。

煎服法同前，共 7 剂。

三诊（2023 年 11 月 14 日）

刻下症见： 睡眠正常，每晚可睡 6～7 小时，偶尔醒后能再睡。睡眠正常后无明显头晕。纳尚可，大便偏干，1～2 天一次。

舌脉： 舌偏红，苔薄黄，脉沉弦有力。

处方： 上方加重生地黄用量至 50 克、加重麸炒枳壳用量至 15 克，去布渣叶，加桔梗 10 克。

嘱患者间断服用，服完 7 剂可酌情停药。

临证体会

《素问·阴阳应象大论》云："善诊者，察色按脉，先别阴阳。"本案中，望诊患者似如常人；从舌脉辨证，舌偏红、苔薄黄、脉沉弱，为阴证；以表里寒热虚实为纲，为阴虚热证。患者由女儿陪同来诊，观其有自述病史能力却由女儿主导发言，在追问病史时仍显内向恍神、语声低怯。从病程来看，发病于绝经后 5 年，患者虽多汗却无潮热、无心烦急躁。自汗非盗汗，有别于围绝经期女性以肝肾阴虚火旺为特点，当责之气虚不固摄；多梦眠浅难入睡、偶口干苦，纳差胃胀便干结，提示阴虚内热并无盛火，小热久灼，耗伤津液，又合气虚不运，郁滞不通。此证涉及心肝脾肾，三焦均不畅利，与《金匮要略》"百脉一宗，悉致百合病"观点相符。《金匮要略·百合狐惑阴阳毒病脉证治第三》描述了百合病的症状："意欲食，复不能食，常默默，欲卧不能卧，欲行不能行，欲饮食，或有美时，或有不用闻食臭时，如寒无寒，如热无热，口苦，小便赤，诸药不能治，得药则剧吐利，如有神灵者，身形如和，其脉微数。"此处提到"脉微数"，微者虚、数者热，又有小便赤，说明患者虚、热俱重。本案患者脉沉弱，小便正常，乃虚、热非极，兼有里郁。

《金匮要略·百合狐惑阴阳毒病脉证治第三》言"百合病……病形如初者，百合地黄汤主之"，故初诊方以百合地黄汤加减，佐以收敛固涩、理气解郁之品。方中，百合甘寒，养阴补虚，生地黄滋阴清热，通脉益气，共为君药；龙骨甘平，牡蛎咸寒，相伍重镇安神，收敛固涩潜阳；浮小麦益心气除虚热，也有甘麦大枣汤之意，糯稻根益胃气生津液，共同敛汗止汗；蜡梅花、合欢花相配，理气解郁安神。

二诊时，患者睡眠状况明显改善，故守方微调整，加布渣叶、枳壳行气宽中、消食化滞。

三诊时，患者言语较前主动，脉象由沉弱转为沉弦有力，尚有大便偶不顺畅，故仍加重生地黄用量，取其滋阴凉血生津之意；虑其总体还是较内向、易思虑的性格，加桔梗配伍枳壳行气解郁。

本案为虚热证，以甘寒法治之，得以方证相应。病位难以局限，审证虚热为本，西医诊断类似神经官能症者，可从百合病论治。

（王滢、孟繁甦／整理）

柴胡桂枝干姜汤加减治疗不寐案

患者王某，女性，34岁。

患者有睡眠差病史10余年，无明显诱因下反复加重，遂至我院门诊就诊。

初诊（2023年4月4日）

刻下症见：入睡困难，眠浅，噩梦多，易惊醒，性情急躁，自诉工作压力大，大便烂，纳可。

月经、生育史：末次月经：2023年3月19日。月经周期延后，5～7天干净，色深，量少。既往因胎儿染色体异常自然流产2次。

舌脉：舌淡红，苔薄白，脉沉弱。

西医诊断：睡眠障碍

中医诊断：不寐

证型：寒热错杂证

治法：和解少阳，疏肝解郁。

处方：柴胡桂枝干姜汤加减

柴胡	10克	桂枝	10克	干姜	5克	黄芩	10克
法半夏	10克	牡蛎先煎	30克	龙骨先煎	30克	天花粉	15克
炙甘草	10克	合欢皮	10克	郁金	10克	蜡梅花	10克

上方加水600mL，煎至400mL，温服，共7剂。

二诊（2023年4月12日）

刻下症见：噩梦减少，入睡可，无惊醒，情绪一般，大便烂。

月经史： 末次月经：2023 年 4 月 10 日。

舌脉： 舌淡红，苔薄白，脉沉细数。

处方： 上方去炙甘草、蜡梅花，加远志、五味子、太子参各 10 克。

煎服法同前，共 7 剂。

三诊（2023 年 4 月 25 日）

刻下症见： 噩梦明显减少，大便烂。有头痛、咽喉痛。

舌脉： 舌红，苔薄白，脉沉弱。

处方： 上方去远志、五味子，加知母 20 克、煅磁石 30 克。

煎服法同前，共 7 剂。

四诊（2023 年 5 月 17 日）

刻下症见： 每晚皆能入睡，服药期间噩梦减少，停药后睡醒常感疲劳。大便烂、偶有成形。咽喉不痛。

月经史： 末次月经：2023 年 5 月 10 日。月经量少，2 天干净，有小血块。

舌脉： 舌红胖，苔薄黄，脉沉细弱。

处方： 上方去煅磁石，加桑叶、紫苏梗、蒺藜各 10 克，珍珠母 30 克。

煎服法同前，共 7 剂。

临证体会

该患者因情绪、工作等多种因素造成阴阳失调，从而出现失眠的困扰，导致身体健康状况改变：少阳肝、胆气机的功能受到阻碍，造成气血运行不畅而情志不遂，气郁多化火，故噩梦多；肝郁脾虚，脾阳虚不能运化水谷精微，气血生成不足则见经期延后、经量少；太阴脾阳虚衰，清气下降，则大便不成形。考虑该病为寒热错杂，表现为上热下寒，故选用柴胡桂枝干姜汤。柴胡桂枝干姜汤见于《伤寒论》第 147 条："伤寒五六日，已发汗而复下之，胸胁满微结，小便不利，渴而不呕，但头汗出，往来寒热，心烦者，此为未解也，柴胡桂枝干姜汤主之。"结合患者工作压力大、性情急躁甚至整夜未眠，考虑多为肝气郁结，肝木克脾土，脾虚气郁阳虚。方中，柴胡疏肝解郁、升举阳气，配合黄芩可加强和解作用，调畅少阳气机，使郁热得解；桂枝助阳化气，合干姜温通中焦，助三焦水湿津液输布；天花粉清热止渴、顾护津液，龙骨、牡蛎重镇安神；患者噩梦多，考虑有痰热扰神，故加法半夏祛痰，合欢皮、郁金、蜡梅花加强疏肝理气解郁之效，使气机舒畅、中焦脾土温煦；炙甘草调和诸药并可健脾益胃。全方寒热并调、清补合用，清少阳之郁火，温脾阳之虚寒。

二诊时，患者噩梦减少，大便烂，脉沉细数，正值月经期第三天，阴血不足，虚热上浮，故去炙甘草防滋腻太过，去蜡梅花防过于寒凉，加用性甘平之太子参以生津健脾补气，加远志以宁心安神，加五味子以收敛养阴宁心。

三诊时，患者噩梦明显减少，但仍大便烂，并有头痛、咽喉痛，结合舌脉象——舌红、苔薄白、脉沉弱，考虑为气血不足之候，易受外邪侵体，目前正值风热之邪入表之时，故在前方基础上去太子参、远志、五味子，加用知母清热泻火，煅磁石平肝潜阳、镇惊安神。

四诊时，患者噩梦减少，服药后每晚皆能入睡，停药后睡醒常感疲劳，且正值月经期，经血外溢，气随血出，舌脉象为舌红胖、苔薄黄、脉沉细弱，表明患者气血虚弱，属无力驱邪外出，余邪留恋，故调整方药，予桑叶、紫苏梗疏散风热、平抑肝阳，珍珠母镇心安神，蒺藜祛风解郁。后续随诊患者症状皆有改善，睡眠进一步好转，故再予柴胡桂枝干姜汤加减巩固治疗，并予养心安神的膏方调养。

《灵枢·邪客》云："卫气者……行于阳则阳气盛……不得入于阴，阴虚故目不瞑。"失眠的原因是阴虚不能纳阳，阳盛不能入阴，总是阳盛阴衰，导致阴阳失调。《景岳全书·卷之十八理集·杂证谟》云："凡思虑劳倦，惊恐忧疑，及别无所累而常多不寐者，总属其阴精血之不足，阴阳不交，而神有不安其室耳……心为事扰则神动，神动则不静，是以不寐也。"失眠病位虽在心，但身体各个脏腑皆有可能引起，并与肝、脾、肾有很大的关系，五脏六腑皆能使人不眠。

（陈冰冰、孟繁甦／整理）

苍附导痰汤加减治疗不寐案

患者唐某，女性，37 岁。

患者半年前无明显诱因下出现睡眠差，主要表现为睡后易醒，醒后难再睡，伴有打鼾，遂至我院门诊就诊。

初诊（2023 年 9 月 13 日）

刻下症见： 入睡正常，无多梦，睡后易醒，醒后难再睡，伴有打鼾。晨起后口干，无口苦。无烦躁、无胃痛，纳可，易腹胀。大便不畅，多数偏硬，2 ~ 3 天一次。

月经、生育史： 末次月经：2023 年 8 月 24 日。感染新冠病毒后月经周期不规律。月经量可，无痛经。无备孕。

舌脉： 舌淡，苔薄白，脉沉。

查体： 鼻无畸形，鼻翼无扇动，鼻腔无分泌物，鼻中隔无偏曲或穿孔，双侧下鼻甲无肥大，扁桃体无肿大，咽腔重度狭窄，咽部黏膜无充血，悬雍垂居中。

西医诊断： 睡眠障碍

中医诊断： 不寐

证型： 脾虚痰浊证

治法： 化痰祛湿，和胃安神。

处方： 苍附导痰汤加减

麸炒苍术 15 克	醋香附 15 克	胆南星 10 克	麸炒枳壳 15 克
茯苓 50 克	法半夏 15 克	当归 10 克	牡蛎^{先煎} 30 克
燀桃仁 15 克	川芎 10 克	泽兰 20 克	荷叶 15 克
净山楂 30 克			

上方加水 600mL，煎至 400mL，温服，共 7 剂。

二诊（2023 年 9 月 20 日）

刻下症见：睡眠改善，睡后易醒情况好转。纳可，大便硬好转，2 天一次。腹胀未缓解。

舌脉：舌淡红，苔薄白，脉沉。

处方：上方减茯苓 20 克，加赤芍 30 克。

煎服法同前，共 7 剂。

三诊（2023 年 9 月 27 日）

刻下症见：睡眠正常。正值入秋出现咳嗽，咽干痰少，伴气短。无咽喉肿痛，无恶寒发热，无异常汗出。纳可，大便不畅，易漏尿。

月经史：末次月经：2023 年 9 月 21 日。血块多，轻微痛经。

舌脉：舌红，苔薄白，脉沉。

西医诊断：咳嗽

中医诊断：咳嗽

证型：燥伤肺胃证

治法：生津润燥，理气止咳。

处方：沙参麦冬汤加减

北沙参 50 克	麦冬　　　15 克	天花粉　10 克	玉竹　10 克
甘草片 10 克	桑叶　　　15 克	白扁豆　　5 克	地骨皮 15 克
桑白皮 15 克	燀苦杏仁^{揭碎}10 克	麸炒枳壳 10 克	

上方加水 600mL，煎至 400mL，温服，共 7 剂。

四诊（2023 年 10 月 11 日）

刻下症见：吹风后喉咙痒，咳嗽再发，口干，干咳。纳可，眠差。大便不顺畅，硬，多日一次。

舌脉：舌红，苔白厚，脉沉弱。

处方：上方去桑白皮，加白扁豆 5 克，郁李仁、玄参各 30 克，地黄 50 克。煎服法同前，共 7 剂。

临证体会

该患者病程长，长期接受门诊治疗。主诉为睡后易醒，醒后难再睡，伴打鼾，腹胀，大便不畅。结合患者形体偏胖，四诊合参，考虑为不寐之脾虚痰浊证。脾胃为气血生化之源，脾虚则水谷不化，心神失养，发为不寐。脾虚生痰，阻滞气机，则胃胀，胃不和则卧不安，加剧病情。

初诊时，方选苍附导痰汤加减，用苍术、胆南星、法半夏燥湿化痰，茯苓、荷叶健脾化湿，香附、枳壳、山楂行气除胀，牡蛎安神，当归、泽兰、川芎、桃仁活血调经，共奏化痰祛湿、和胃安神之效。

二诊时，患者睡眠改善，但仍有大便不畅、腹胀，结合舌脉象，守上方微调整，稍减健脾利水之茯苓，加用清热行气之赤芍以通行大便。

三诊时，患者睡眠好转，由于体质原因，秋季易咳嗽。燥邪为秋季时邪，易伤津液，肺为娇脏，又与外界相通，最易受邪，燥易伤肺，引起干咳少痰等症，肺与大肠相表里，故患者便秘加剧，四诊合参，考虑为燥伤肺胃证。治宜生津润燥，理气止咳，方选沙参麦冬汤加减，以沙参、麦冬、桑叶、玉竹、天花粉养阴润燥，苦杏仁、枳壳理气止咳，桑白皮、地骨皮清肺平喘，白扁豆、甘草益气健脾。

四诊时，因患者症状反复，守上方微调整，去泻肺平喘之桑白皮，加滋阴润燥之玄参、地黄，润燥滑肠之郁李仁。全方共奏理气止咳、润燥滑肠之效。嘱患者避风寒，适当运动以增强体质。

孟繁甦教授按语

该患者体重超标，结合舌脉象，考虑为脾虚痰浊证，故以苍附导痰汤为主方。本案虽以睡眠障碍为主证，但治疗仍坚持整体辨证，二诊后即取效。后调治咳嗽，结合咳嗽情况及发作时令，考虑肺津大伤，以沙参麦冬汤加减，7 剂即取效。

（邹雨明、孟繁甦／整理）

丹栀逍遥散加减治疗不寐案

患者易某，女性，56岁。

患者有睡眠差病史10年余，未系统诊治，近一年无明显诱因下睡眠差加重，遂至我院门诊就诊。

初诊（2022年4月13日）

刻下症见：睡眠差加重，入睡困难，夜间反复醒，醒后难再睡，伴多梦，以噩梦为主。心烦，易生气，口干，无口苦，无明显怕冷、怕热，无头晕。大便正常，纳可。

舌脉：舌淡暗红，苔白厚腻，脉沉细。

西医诊断：睡眠障碍

中医诊断：不寐

证型：肝郁化火证

治法：疏肝解郁，清热除烦。

处方：丹栀逍遥散加减

牡丹皮 5克	当归 10克	白芍 10克	北柴胡10克
白术 10克	茯苓 10克	炙甘草5克	栀子 5克
淡豆豉 5克	醋香附10克	郁金 10克	合欢花10克

上方加水600mL，煎至400mL，温服，共7剂。

二诊（2022 年 4 月 20 日）

刻下症见：入睡难，醒后难再睡情况好转，仍多梦，无噩梦。无心烦，伴口干口黏，咽喉不适，有异物感。大便正常，纳可。

舌脉：舌淡红，苔薄，脉沉细。

处方：上方加紫苏梗 10 克、佩兰 15 克。

煎服法同前，共 7 剂。

三诊（2022 年 4 月 27 日）

刻下症见：睡眠较前明显好转，能入睡，梦少。口黏、咽喉不适改善。

舌脉：舌淡红，苔薄，脉沉细。

处方：上方去佩兰，加钩藤（后下）30 克、菊花 10 克、枸杞子 10 克、龙骨（先煎）30 克、牡蛎（先煎）30 克。

煎服法同前，共 7 剂。

临证体会

现代医学对失眠的定义是：以频繁而持续的入睡困难或睡眠维持障碍并导致睡眠满意度不足为特征的睡眠障碍。2017 年中华医学会神经病学分会睡眠障碍学组《中国成人失眠诊断与治疗指南》中将失眠的主要症状分为入睡困难（入睡潜伏期超过 30 分钟）、睡眠维持障碍（整夜觉醒次数 ≥ 2 次）、早醒、睡眠质量下降、总睡眠时间减少（通常少于 6.5 小时），同时伴有日间功能障碍，主要包括疲劳、情绪低落或激惹、躯体不适、认知障碍等。

在古代医学中，失眠又称为"不得卧""不寐""少卧""目不瞑""卧不安"等。关于其病机病因的发展，《黄帝内经》认为是阳不入阴；汉唐时期有以心胆为中心的脏腑神志论；宋金元时期有以五脏为中心的睡眠论，张从正的九气说重视肝脾肾并受杂病病因学说影响；明清以后相关认识逐渐多元化，清代王宏翰《医学原始》提出了脑主睡眠论。

该患者有长期失眠病史，但未予重视，未诊治，近一年有加重趋势，遂前来就诊。症见入睡困难，夜间反复醒，醒后难再睡，伴多梦，以噩梦为主，心烦，易生气，口干。观其舌脉象为舌淡暗红、苔白厚腻、脉沉细，已有久病则虚之象并有成瘀趋势，结合易生气心烦，乃气郁之症。据《辨证录·不寐门》，"气郁既久，则肝气不舒；肝气不舒，则肝血必耗；肝血既耗，则木中之血上不能润于心"，则不寐。虽病位在心，但与肝密切相关。《素问·本病论》云："肝藏魂，主情志，喜条达，恶抑郁。若数谋不决，或情志不畅，则肝气郁结，气枢不转，欲伸则内扰神魂而致不寐。"肝失舒畅，气机郁滞，气郁化火则有心烦，易生气；火盛伤阴，阴血不足则肝魂无以藏，肝木克脾土，脾虚水湿代谢失常，津液无从化生，湿滞痰生，痰热扰神，则噩梦多，易醒，口干。治当以疏肝解郁、清热除烦为主，故方选丹栀逍遥散加减。

丹栀逍遥散出自明代薛己的《内科摘要》，又名加味逍遥散、八味逍遥散，是在宋代《太平惠民和剂局方》所载逍遥散的基础上加牡丹皮、栀子化裁而成，可治疗不寐、郁证等肝郁脾虚证。方中，牡丹皮清肝泻火化瘀；北柴胡疏肝解郁；当归、白芍养血活血平肝；茯苓、白术健脾和胃、渗湿益气；《丹溪心法·痰十三》中提到"凡痰之为患，为喘为咳，为呕为利，为眩为晕，心嘈杂怔忡惊悸，为寒热痛肿，……善治痰者，不治痰而治气，气顺则一身之津液亦随气而顺矣"，故用醋香附行气解郁；《伤寒论》第76条有"心中懊恼，栀子豉汤主之"，故予淡豆豉透热于外宣解；栀子导热下行清泄；郁金、合欢花疏肝解郁、养心安神；炙甘草益气养阴、调和诸药。综观全方，肝脾并调，气血并治，共奏疏肝健脾、清热安神之功。

二诊时，患者诉睡眠好转，无心烦、噩梦，口干口黏，咽喉不适，有异物感，考虑为湿邪困于中上焦，脾气不升，故在前方基础上加用紫苏梗理气宽中、佩兰化湿醒脾，二药性辛散，可化湿和中、宣通气机。

三诊时，患者诉睡眠持续好转，余症改善，故在前方基础上加用钩藤平肝熄风，菊花清泄肝热，枸杞子滋补肝肾，龙骨、牡蛎重镇安神。全方清补共用，重镇安神，健脾理气、解郁透热，患者服药后情绪稳定，郁火得消，故可眠安。

《素问·阴阳应象大论》"人有五脏化五气，以生喜怒悲忧恐。故喜怒伤气，寒暑伤形，暴怒伤阴，暴喜伤阳……喜怒不节，寒暑过度，生乃不固"，明确指出五志与五脏的关系，情绪稳定可预防疾病发生，过度的负面情绪状态，影响着相对应的脏腑，易使疾病发生。

《丹溪心法·六郁五十二》中提到"气血冲和，万病不生，一有怫郁，诸病生焉。故人身诸病，多生于郁"，所以我们日常可以通过调节情绪来预防疾病发生，如适当运动、静坐冥想、培养兴趣爱好等。

（陈冰冰、孟繁甦／整理）

加味逍遥散加减治疗不寐案

患者梁某，女性，61岁。

患者约10年前无明显诱因下出现睡眠差，遂至我院门诊就诊。

既往有反流性食管炎、胃脘不适病史。

初诊（2023年2月8日）

刻下症见： 难以入睡，甚者整夜不能睡。平素思虑多，心情抑郁，伴见怕冷，口苦，反酸嗳气，无心慌心悸、烦躁不安、神疲乏力、潮热汗出、打鼾。纳差，大小便正常。

月经史： 已停经。

舌脉： 舌淡暗瘀胖大，苔薄，左脉沉细偏数、右脉沉滑。

西医诊断： 睡眠障碍

中医诊断： 不寐

证型： 肝脾不和证

治法： 疏肝健脾，安神定志。

处方： 加味逍遥散加减

当归　　10克	北柴胡 10克	白术　　10克	炒白芍 10克
牡丹皮 10克	栀子　　5克	法半夏 10克	龙骨^{先煎}30克
牡蛎^{先煎}30克	茯神　　15克	制远志 10克	石菖蒲 10克
醋香附 10克	蒸陈皮 5克	炙甘草 5克	

上方加水800mL，煎至400mL，温服，共7剂。

二诊（2023 年 2 月 15 日）

刻下症见： 睡眠稍好转，无整夜不能睡情况，纳差好转，无口苦，但有心慌、反酸、胃部不适。二便调。

舌脉： 舌淡暗瘀胖大，苔薄，左脉沉细偏数、右脉沉滑。

处方： 上方去炙甘草，加丹参、煅磁石各 30 克，合欢皮 10 克。

煎服法同前，共 7 剂。

三诊（2023 年 2 月 22 日）

刻下症见： 睡眠好转，能入睡，但易醒，伴多梦，胃部不适。心慌、反酸、纳差情况好转。二便调。

舌脉： 舌淡暗瘀胖大，苔薄，左脉沉细偏数、右脉沉滑。

处方： 上方去栀子、茯神、远志、丹参、煅磁石，加延胡索 15 克、郁金 20 克。

煎服法同前，共 7 剂。

四诊（2023 年 3 月 1 日）

刻下症见： 睡眠持续好转，易醒、做梦和心慌、反酸情况好转。仍有胃部不适，伴纳差，稍微口干。二便调。

舌脉： 舌暗红胖大，脉沉有力。

处方： 上方加川楝子 10 克、海螵蛸 20 克。

煎服法同前，共 7 剂。

临证体会

该患者为老年女性，平素思虑多，情志抑郁，肝气郁结，木旺乘土，致肝郁脾虚之不寐。《黄帝内经》认为，肝藏血、血舍魂。肝为神魂内守之所，肝失疏泄则神魂不安，致失眠、情志抑郁、多愁善感等。脾病则不能为胃行其津液，气血生化乏源，则心神失养，难以入睡，故方选加味逍遥散加减。加味逍遥散由柴胡、当归、芍药、茯苓、白术、牡丹皮、栀子、甘草组成，具有疏肝清热、养血健脾之功效。

初诊时，因患者思虑过重，用北柴胡、香附疏肝理气以解忧思；纳差，反酸嗳气，则用法半夏降逆止呕，当归、白芍、白术、陈皮养血健脾；入睡困难，则用远志、石菖蒲、茯神安神益智，龙骨、牡蛎重镇安神；口苦，则稍加牡丹皮、栀子清肝泻火；甘草调和诸药。全方共奏疏肝健脾、安神定志之功。

二诊时，患者睡眠好转，结合舌脉象，守上方加减，续加磁石、合欢皮解郁安神，丹参活血祛瘀、清心除烦。

三诊时，患者睡眠持续好转，但有多梦、反酸、胃部不适，故去清热安神之栀子、茯神、远志、丹参、磁石，加行气疏肝之延胡索、郁金。

四诊时，患者诸症好转，仍有胃部症状，故加清肝行气之川楝子、收敛制酸之海螵蛸以巩固疗效。

不寐在《黄帝内经》中称为"不得卧""目不瞑"。其病位主要在心，涉及肝、脾、肾。辨证时应分清受病脏腑，脏腑不同则临床表现有差别，选方用药也不同。治疗应以补虚泻实、调整阴阳为原则，安神定志是本病的基本治法，同时应辅以心理疏导，调畅情志以助安眠。

（邹雨明、孟繁甦／整理）

从脾胃论治不寐案

患者杨某某，女性，52 岁。

患者 5 年多前无明显诱因下出现睡眠差并反复发作，未系统诊治，近 1 个月症状加重，遂至我院门诊就诊。

既往有干燥综合征病史多年，长期口服羟氯喹，初诊时已停用 1 个月。

初诊（2022 年 5 月 17 日）

刻下症见：睡眠差，主要表现为睡眠浅、多梦。潮热汗出，纳一般，大便不成形。唇色紫暗，手黄肤冷。

月经史：末次月经：2022 年 3 月 24 日。已停经。

舌脉：舌红，苔少，脉沉弱无力。

西医诊断：睡眠障碍；干燥综合征

中医诊断：不寐；燥痹

证型：阴阳两虚证

处方：理中汤合桂枝汤合增液汤加减

干姜	10 克	白术 10 克	桂枝 10 克	白芍 10 克

干姜　　10 克　　白术10 克　　桂枝　10 克　　白芍　　10 克

黑枣　　15 克　　生姜10 克　　炙甘草10 克　　龙骨^{先煎}30 克

牡蛎^{先煎}30 克　　党参10 克　　玄参　20 克　　地黄　　10 克

麦冬　　10 克

上方加水 800mL，煎至 200mL，温服，共 7 剂。

二诊（2022 年 5 月 25 日）

刻下症见：睡眠情况同前，辗转反侧不得安，睡眠浅，多梦。口中痰涎有黏滞感。便溏，轻微上火。唇色暗黑，手黄肤冷。潮热汗出未再发，轻微怕冷。

舌脉：舌红，苔薄白，脉沉弱无力。

处方：理中汤加减

干姜 5 克　　白术　10 克　　党参　10 克　　炙甘草10 克

桂枝10 克　　天花粉20 克　　钩藤^{后下}30 克　　茯苓　15 克

百合15 克

上方加水 800mL，煎至 200mL，温服，共 7 剂。

三诊（2022 年 6 月 10 日）

刻下症见：睡眠明显改善，无噩梦，无心悸，偶尔醒 1～2 次，醒后可再睡。口中无黏滞痰涎。容易腹胀、矢气，大便不成形。唇色暗黑改善，手黄肤冷。

舌脉：舌淡红，苔薄白，脉沉弱无力。

处方：上方加合欢皮 10 克、黄芪 10 克。

煎服法同前，共 7 剂。

临证体会

不寐是以经常不能获得正常睡眠为特征的一类病证，主要表现为睡眠时间、深度不足。轻者入睡困难，或寐而不酣，时寐时醒，或醒后不能再寐；重者彻夜不寐。多为劳倦思虑过度、久病、年迈体虚、饮食不节等因素引起脏腑功能紊乱，气血失和，阴阳失调，阳不入阴而发病。

该患者主要表现为眠浅、多梦，睡眠质量不佳，病程长久且反复。其既往有干燥综合征病史，可归为中医学"燥痹"范畴，考虑平素阴津不足。初诊时，望诊此患者，最鲜明的特征是唇色紫暗，肤色萎黄，舌红，苔少近乎无；

切诊其肤温凉，脉沉弱无力。《黄帝内经》认为，脾开窍于口，其华在唇。脾主运化水谷精微，乃气血生化之源，若运化不行、气血亏虚，不能上荣于唇，则见唇色紫暗；脾虚气血不足，故肤黄；阳气衰少，无以固摄肌表，故肤冷；脾胃运化失司，故大便不成形；舌苔由胃气熏蒸而成，苔少近乎无，乃津液亏虚、胃阴不足之象，阴虚则见舌红；阴阳两虚，气血不能鼓荡血脉，故脉沉弱无力；脾胃虚弱，气血阴阳失调，胃不和则卧不安，故眠浅、多梦。四诊合参，辨为阴阳两虚证，当阴阳双补。李东垣在《脾胃论·脾胃虚实传变论》中引用《黄帝内经》相关内容后总结道："历观诸篇而参考之，则元气之充足，皆由脾胃之气无所伤，而后能滋养元气；若胃气之本弱，饮食自倍，则脾胃之气既伤，而元气亦不能充，而诸病之所由生也。"本案患者阴阳两虚，治疗从中焦入手，意在恢复中焦脾胃之运化，使气血生化有源，精气得充。初诊方拟理中汤合桂枝汤合增液汤加减，阴阳双补：以理中汤温中祛寒，补气健脾；以桂枝汤滋阴和阳，调和营卫；以增液汤养阴生津；加龙骨、牡蛎重镇安神、敛阴潜阳。

二诊时，患者睡眠无明显改善，诉口中痰涎有黏滞感，原先大便不成形，服药后更易便溏，自觉服用药中辛辣之姜后上火，并诉先前有潮热汗出，现无发作，轻微怕冷。望诊其舌苔薄白，乃胃气生之病退征象。但患者仍唇色暗黑、舌红、脉沉弱无力，夜寐不安，乃因病程长久而药力不足。据患者追诉之潮热汗出症状，结合其年龄和月经史，推测为绝经前后肝肾亏损、阴阳失调所致；且素体阴虚，易生内热，脾气虚弱不能运化水湿，则湿与热相结，故见口中痰涎黏滞不适。二诊方拟理中汤，减干姜用量，因患者便溏，舍白芍、增液汤（玄参、生地黄、麦冬）不用，加桂枝通阳化气、天花粉清热生津、钩藤清热平肝、茯苓健脾渗湿宁心、百合养阴清心安神。

三诊时，患者睡眠明显改善，无噩梦、心悸等，偶尔醒后可再睡，口中痰涎黏滞感消失，唇色改善，舌红转为淡红，诸症均有明显好转，故守方加合欢皮解郁安神，因患者易腹胀、多矢气，则加少量黄芪助血行气，7剂继服，巩固疗效。本案为阴阳两虚证，治从脾胃，脾健胃和，五脏乃安。

参考文献

［1］张伯礼，吴勉华.中医内科学 [M].新世纪4版.北京：中国中医药出版社，2017.

［2］李东垣.脾胃论 [M].北京：人民卫生出版社，2005.

（王滢、孟繁甦／整理）

泻火法治疗不寐案

患者姚某，男性，22岁。

患者半年前无明显诱因下出现入睡困难，难以自行改善，遂至我院门诊就诊。

初诊（2023年6月21日）

刻下症见：入睡困难，入睡时间为半小时至一小时，梦多。口干口苦，痰多。容易腹泻，腹泻时大便呈稀水样。平时食冷不多。早泄。心烦，性情急躁，容易发脾气。

舌脉：舌红，苔黄腻，脉沉细数。

西医诊断：睡眠障碍

中医诊断：不寐

证型：肝郁化火证

处方：龙胆泻肝汤加减

龙胆 10克	北柴胡 10克	泽泻 10克	通草 10克
黄芩片 10克	炒栀子 10克	龙骨 30克	甘草片 10克
牡蛎^{先煎} 30克	竹茹 10克	胆南星 10克	甜叶菊 2克
郁金 20克	石菖蒲 20克		

上方加水500mL，煎至150mL，温服，共6剂。

二诊（2023年6月27日）

刻下症见：入睡情况好转，梦多。情绪稳定，无口干口苦，痰多。大便稍微好转，开始有成形大便。

舌脉：舌红，苔黄腻，脉沉滑数。

处方：柴胡桂枝干姜汤加减

北柴胡 10 克	桂枝 10 克	干姜 10 克	黄芩片 10 克
法半夏 10 克	牡蛎^{先煎} 30 克	天花粉 20 克	炙甘草 10 克
合欢皮 15 克	龙骨 30 克		

上方加水 500mL，煎至 150mL，温服，共 14 剂。

三诊（2023 年 7 月 11 日）

刻下症见：睡眠可。大便黏、不成形。

舌脉：舌淡红，苔薄黄稍腻，脉沉滑数。

处方：葛根芩连汤加减

| 葛根 50 克 | 甘草 10 克 | 黄芩片 10 克 | 黄连 5 克 |
| 甜叶菊 2 克 | 北柴胡 10 克 | 清半夏 10 克 | 太子参 10 克 |

上方加水 500mL，煎至 150mL，温服，共 7 剂。

四诊（2023 年 7 月 18 日）

刻下症见：睡眠正常，大便正常。

舌脉：舌淡红，苔薄黄稍腻，脉沉滑数。

处方：守上方加减，调整葛根用量为 30 克、调整甜叶菊用量为 1 克，加蜡梅花 10 克、合欢皮 10 克。

煎服法同前，共 7 剂。

临证体会

失眠是临床常见病、多发病，属于中医学"不寐"范畴。喜怒哀乐等情志过极均可导致脏腑功能失调而引发不寐病证。该患者为一年轻男性，心烦、性情急躁、梦多、口干口苦、痰多，舌红、苔黄腻，均为肝郁气滞、气郁化火、痰火内扰之表现。火热之邪阻滞脉道，则见脉沉细数。唯有容易腹泻、腹泻时大便呈稀水样这一症状，似是脾虚之表现，但患者平时食冷不多，考虑为热结旁流之征。病机乃情志不遂，暴怒伤肝，肝气郁结，肝郁化火，邪火扰动心神，神不安而不寐；五志过极，心火内炽，扰心神而不寐。故以清肝泻火为法，初诊方拟龙胆泻肝汤加减。方中，龙胆草大苦大寒，既能泻肝胆实火，又能利肝经湿热，泻火除湿，两擅其功，切中病机，为君药。黄芩、炒栀子苦寒泻火、燥湿清热，加强君药泻火除湿之力，为臣药。泻热是利导下行，从膀胱渗泄，故用渗湿泻热之泽泻、通草，导湿热从水道而去。肝体阴用阳，性喜疏泄条达而恶抑郁，火邪内郁，肝胆之气不舒，用大剂苦寒降泄之品，既恐肝胆之气被抑，又虑折伤肝胆生发之机，故用北柴胡疏畅肝胆之气，并引诸药归于肝胆之经。予龙骨、牡蛎清肝泻火、重镇安神，竹茹、胆南星、石菖蒲清利痰热，郁金解郁活血安神。因方中寒凉之品颇多，又予甘草调和诸药，护胃安中。

二诊时，患者病情改善明显，仅有梦多、痰多症状，且大便转成形。火热之邪稍清，仍有热，当继以清热之法。患者由于个人原因要求开14天药量，结合患者年轻但思虑偏重、易气郁气滞，考虑肝郁之下也会有脾虚，故以柴胡桂枝干姜汤加减，兼于调理患者情绪。方中，北柴胡味微苦，性平，气味俱轻，禀少阳生发之气，既可舒肝之郁，又可泻肝之热。王好古言"柴胡泻肝火""柴胡泻胆火"，《神农本草经》又言柴胡"主心腹，去肠胃中结气，饮食积聚寒热邪气，推陈致新"，用于此治疗肝胆郁热兼脾脏虚寒甚是相宜。桂枝味辛，性温，张锡纯谓之"善抑肝木之盛使不横恣""善理肝木之郁使之条达"，用于此可佐北柴胡疏肝、平肝，又可补中益气。黄芩味苦，性寒，配北柴胡可清胆火热。不用大剂清肝热药，恐其损耗肝阴。干姜、甘草温中，理脾脏虚寒、止痛。牡蛎味咸，性平，可散结软坚，配北柴胡疗胸胁坚痛，《神农本草经》谓之主"惊恚怒气"，用于此可清降胆心之气。龙骨重镇安神。天花粉味苦，性凉而润，《神农本草经》谓之"主消渴，身热，烦满，大热，补虚安中"，气味苦寒可疗火热，性质濡润能治燥润。全方寒温并用，以平肝胆郁热、和脾脏虚寒为功，正切病机。合欢皮为对症用药，以解郁安神。

三诊时，患者睡眠满意，唯有大便黏、不成形症状。《伤寒论》第34

条："太阳病，桂枝证，医反之下，利遂不止，脉促者，表未解也，喘而汗出者，葛根黄芩黄连汤主之。"考虑其大便情况为阳明热痢，予葛根芩连汤加减。方中葛根用量达 50 克，其甘凉，主归脾胃经，功能为升脾胃之阳而止泻，大量用之，望其起阴气而升清阳；又合北柴胡、清半夏调节少阳枢机，太子参养阴健脾益气；甜叶菊矫味。

四诊时，患者诸症好转，故稍减葛根用量。结合其心理状态，再予蜡梅花、合欢皮理气解郁。嘱患者注意调节情绪、节制饮食。

（王滢、孟繁甦／整理）

柴苓温胆汤加减治疗脊柱损伤后不寐案

患者罗某，女性，66岁。

患者3年前无明显诱因下出现入睡困难，长期睡前服用氯硝西泮（每晚1mg），遂至我院门诊就诊。

初诊（2023年2月1日）

刻下症见： 入睡困难，多梦，间歇性打鼾，无怕冷、怕热，无口干，大便干结。

舌脉： 舌红，苔黄，脉浮。

西医诊断： 睡眠障碍

中医诊断： 不寐

证型： 痰热扰心证

治法： 理气化痰，清胆和胃。

处方： 柴苓温胆汤加减

法半夏10克	蒸陈皮 5 克	竹茹 　10 克	麸炒枳壳10克
茯苓　 10 克	制远志10克	北柴胡10克	黄芩片 　10 克
酒苁蓉10克	火麻仁30克	龙骨^{先煎}30克	牡蛎^{先煎}　30 克
合欢皮15克	蜡梅花10克		

上方加水800mL，煎至400mL，温服，共3剂。

二诊（2023年2月14日）

刻下症见： 诸症改善，仍多梦。

处方： 上方加柏子仁10克、珍珠母30克养心安神。

煎服法同前，共7剂。

三诊（2023年3月1日）

刻下症见：睡眠继续改善，仍多梦。大便情况好转。

舌脉：舌红，苔黄白腻稍厚，脉沉滑。

处方：上方去柏子仁，加胆南星、瓜蒌子、郁李仁清热化痰。

煎服法同前，共7剂。

四诊（2023年3月15日）

刻下症见：睡眠明显改善。大便情况好转。

舌脉：舌红，苔黄白腻稍厚，脉沉滑。

处方：上方加厚朴温中行气，燥湿化痰，固护正气。

煎服法同前，共7剂。

临证体会

温胆汤始载于《备急千金要方》"治大病后，虚烦不得眠，此胆寒故也。宜服温胆汤方"，为安神方剂，后由《三因极一病证方论》《景岳全书》等扩大应用范围，总结此证病机"胆郁痰扰"，以健脾益气之茯苓为要药。

本案患者脊柱受损，长期服用西药安眠，病程长达3年，活动少则气机怠急，痰浊内生，久则生热；气滞痰扰为本，郁热化火为标。舌红、苔黄、大便干，热象甚于痰浊之象，故以柴芩温胆汤加减。此方乃温胆汤合小柴胡汤加减，取北柴胡、黄芩清热理气，中焦肝脾以合欢皮、蜡梅花解郁理气，下焦取酒苁蓉、火麻仁润肠通便；加远志祛痰、龙牡重镇，使热清痰减，气机得以疏利，则心神得安。

痰浊之证，健脾以助运化、清利祛痰为正治，同时需要注意大便是否通畅。"欲得南风，须开北牖"，几次复诊，以柏子仁、瓜蒌子、郁李仁等富含油脂的种子类中药疏利大肠气机，使痰浊郁热有出路。本案使用柴芩温胆汤是在温胆汤的基础上，以北柴胡、黄芩和解少阳、清泻肝胆，北柴胡长于开郁，黄芩长于泻热，全方共奏清、利、疏、通之功，则阴阳得以调和，夜眠改善。

（杜子媚、王滢、孟繁甦／整理）

五苓散合柴胡桂枝干姜汤加减治疗尿频并不寐案

患者李某，男性，47 岁。

患者 10 余年前无明显诱因下出现夜尿频多、睡眠差，遂至我院门诊就诊。

初诊（2022 年 11 月 2 日）

刻下症见： 夜尿频多，每晚 2 ~ 5 次，量可，无尿急、尿痛、尿道口灼热感。睡眠差，夜尿后可再睡。口干明显，无明显口苦。容易大便稀烂不成形，大便前容易腹痛。下午易发头晕，影响情绪，稍急躁。自 2016 年开始出现面部皮疹，无明显瘙痒。

舌脉： 舌淡红稍胖大，苔薄，脉沉弦。

西医诊断： 夜尿增多；睡眠障碍

中医诊断： 尿频；不寐

证型： 少阳夹水饮证

处方： 五苓散合柴胡桂枝干姜汤加减

茯苓	30 克	桂枝	10 克	白术	10 克	猪苓	10 克
泽泻	10 克	北柴胡	10 克	干姜	10 克	黄芩片	10 克
法半夏	10 克	牡蛎^{先煎} 30 克		天花粉	20 克	炙甘草	10 克
葛根	20 克						

上方加水 800mL，煎至 400mL，温服，共 7 剂。

二诊（2022 年 11 月 15 日）

刻下症见： 夜尿减至 2 次，可再睡。口干明显，无明显口苦。纳可，大便较前成形。睡眠情况较前好转。

舌脉：舌淡红稍胖大，苔薄，脉沉弦滑。

处方：上方去炙甘草、葛根，加益智仁 20 克、乌药 10 克、盐桑螵蛸 10 克、砂仁（后下）5 克，泽泻加至 20 克，牡蛎减至 20 克。

煎服法同前，共 7 剂。

三诊（2022 年 11 月 23 日）

刻下症见：夜尿减至 1 次，睡眠及大便情况较前好转，余症同前。

舌脉：舌淡红稍胖大，苔薄，脉沉弦滑。

处方：上方改白术为麸炒白术、改法半夏为清半夏，去益智仁、乌药、盐桑螵蛸、砂仁四味温肾药。

煎服法同前，共 7 剂。

临证体会

本案患者以夜尿频多为主证，无尿急热痛等不适，量多频数，病程长久，舌淡红稍胖大，此类水液代谢问题，多用五苓散治疗。《素问·灵兰秘典论》言："膀胱者，州都之官，津液藏焉，气化则能出矣。"太阳膀胱气化失司，病机主要为水饮内停、气化不利、阳气不敷、津液不布。《伤寒论》中提及的五苓散所治"小便不利"，多表现为小便不顺畅、尿路刺激征；《金匮要略》中提及"虚劳腰痛，少腹拘急，小便不利者，八味肾气丸主之"，以方测证，此处"小便不利"是指肾阳不足导致的小便频数。临床上五苓散之应用，不局限于小便不利，还可以治疗小便自利（小便频数）等，故而对于古人所言"小便不利"的理解，可延伸为"小便非正常"，从而扩大此方的适应证。

该患者口干，易大便痛泻，易头晕作眩，与情志相关；脉沉弦，以脏腑辨证，与肝胆相关；以六经辨证，病在少阳，当选柴胡剂。少阳病之特点，一为郁，二为火。患者以胆气内郁、三焦失司为主，火热之象不显（面部皮疹日久且无明显瘙痒也可佐之）。口干一症，若津液损伤则可见舌质苔干，若苔偏润水滑则责之三焦气化失司、水饮内停，正如《素问·灵兰秘典论》所言："三焦者，决渎之官，水道出焉。"患者全身水液代谢失常，气机郁而不畅也有重要关系，三焦气郁则易生痰、生湿、生饮，木郁土壅，兼有太阴脾土阳气困遏。既有少阳枢机不利，又有三焦决渎失司、水饮内结，故合用柴胡桂枝干姜汤，寒温并用，和解少阳、温化水饮。

初诊方中重用茯苓至 30 克，因患者合并水饮、脾阳不振，配伍白术加强健脾之功；干姜用 10 克，守而不走，温中散寒；再加葛根 20 克以"起阴气"，生津、升阳止泻（使水湿升腾为津液，不下渗肠道而致泄泻）。

二诊时，患者夜尿减至 2 次，大便及睡眠情况改善，脉位仍沉，故加温肾固精之药。

三诊时，患者症状继续好转，故守方加减。

本案患者寻求睡眠专科门诊治疗，经详细问诊，其夜尿后可再睡，睡眠问题主要源于夜尿频多 10 余年，故以"缩夜尿以安睡眠"为主要诊治思路，可见"抓主要矛盾"与"抓主证"同样重要。

（王滢、孟繁甦／整理）

丹栀逍遥散加减治疗不寐伴胃炎案

患者梁某某，女性，61 岁。

患者有 10 年余睡眠差病史，未系统诊治，遂至我院门诊就诊。

既往有反流性食管炎病史。

初诊（2023 年 2 月 8 日）

刻下症见：睡眠差，主要表现为难入睡，甚至整夜不能睡。心情抑郁，思虑多。纳差，大便可。怕冷。

舌脉：舌淡暗瘀胖大，苔薄，左脉沉细偏数、右脉沉滑。

西医诊断：睡眠障碍

中医诊断：不寐

证型：肝脾不和证

处方：丹栀逍遥散加减

牡丹皮 10 克	当归 10 克	北柴胡 10 克	白术 10 克
炙甘草 5 克	法半夏 10 克	栀子 5 克	炒白芍 10 克
龙骨^{先煎} 30 克	牡蛎^{先煎} 30 克	茯神 15 克	制远志 10 克
石菖蒲 10 克	醋香附 10 克	蒸陈皮 5 克	

上方加水 800mL，煎至 400mL，温服，共 7 剂。

二诊（2023 年 2 月 15 日）

刻下症见：睡眠稍好转，无整夜不能睡。纳差好转。心慌，反酸，胃不适。

舌脉：舌淡暗瘀胖大，苔薄，左脉沉细偏数、右脉沉滑。

处方：上方去炙甘草，加丹参 30 克、煅磁石（先煎）30 克、合欢皮 10 克。煎服法同前，共 7 剂。

三诊（2023 年 2 月 22 日）

刻下症见：睡眠好转，但易醒，偶有做梦。纳差、反酸好转，仍胃不适。心慌好转。

舌脉：舌淡暗瘀胖大，苔薄，左脉沉细偏数、右脉沉滑。

处方：柴胡疏肝散加减

牡丹皮 10 克	当归 10 克	北柴胡 10 克	白术 10 克
法半夏 10 克	炒白芍 10 克	龙骨^{先煎} 30 克	牡蛎^{先煎} 30 克
石菖蒲 10 克	醋香附 10 克	蒸陈皮 5 克	合欢皮 10 克
郁金 20 克	醋延胡索 15 克		

上方加水 800mL，煎至 400mL，温服，共 7 剂。

四诊（2023 年 3 月 1 日）

刻下症见：睡眠好转，易醒、做梦情况好转。仍胃不适、纳差。稍微口干。

舌脉：舌暗红胖大，苔薄，脉沉有力。

处方：上方加川楝子 10 克、海螵蛸 20 克。

煎服法同前，共 7 剂。

临证体会

肝胃不和、肝脾失调，均是指肝脾两脏的病理关系。肝脏为将军之官，主疏泄，利条达。肝能调节身体气机，辅助升降脾胃之气，提高脾胃运化能力。肝的疏泄与情志变化密切相关。若情志不舒，心烦易怒，则肝郁气滞，出现不寐、烦躁、多梦、食欲不振、胸胁胀满。若情绪亢奋，则肝阳上亢，性情急躁，头痛目眩，即"怒伤肝"。胃乃六腑之一，主受纳与腐熟水谷，为"五谷之腑""水谷之海"。肝胆属于木，脾胃属于土。肝主升，胃主降。在肝气的推动下，脾气为心肺输入气血精微，胃气在下降胆气的推动下才能顺利下降，进而消化食物，运送糟粕，即肝木疏土。长期情志不舒，心烦易怒，则肝气横逆，影响脾胃运化功能，表现为食欲不振、胸胁胀满、脘腹疼痛等症状。若脾失健运，则表现为食后发胀或思睡，消瘦，乏力等。本案患者主要表现是难入睡，甚至整夜不能睡，伴有心情抑郁、思虑多、纳差，舌淡暗瘀胖大，苔薄，左脉沉细偏数、右脉沉滑。情志不舒是导致其睡眠障碍的主要原因，治疗应以养肝疏肝为主，并兼顾健脾。

丹栀逍遥散中，牡丹皮清热凉血以清血中伏火，栀子泻火除烦并导热下行，两者合用可平火热；北柴胡长于疏肝解郁，使肝郁得以条达；白芍酸甘，敛阴养血、柔肝缓急，当归辛温，养血活血，芍、归与北柴胡相伍，使血气和而肝气柔，养肝体而助肝用；白术、茯神、甘草益气健脾，既取《金匮要略》"见肝之病，知肝传脾，当先实脾"之意，实土以防木乘，又因"脾胃为气血生化之源"，补脾胃以助营血生化，再则借茯苓宁心安神之功以助眠。本案以丹栀逍遥散合用少量和胃药，宗《黄帝内经》"木郁达之""火郁发之"之意，共奏疏肝健脾、清热养血、宁心安神之功，则肝郁得解、肝火可清，而夜寐自安。

（孟繁甡／整理）

天麻钩藤饮加减治疗不寐伴手脚痛案

患者林某，女性，55岁。

患者有多年睡眠差病史，未系统诊治，自2023年2月开始睡眠差加重，遂至我院门诊就诊。

初诊（2023年2月14日）

刻下症见：睡眠差加重。双手手指痛，膝盖痛。

舌脉：舌红绛，苔少，脉沉弱。

西医诊断：睡眠障碍

中医诊断：不寐

证型：肝肾亏虚证

治法：平肝熄风，补益肝肾。

处方：天麻钩藤饮加减

| 天麻 | 10克 | 钩藤^{后下} | 15克 | 栀子 | 10克 | 黄芩片 | 10克 |

天麻　　10克　　钩藤^{后下} 15克　　栀子　　10克　　黄芩片 10克

川牛膝 10克　　牡丹皮 5克　　白芍　　10克　　北柴胡 10克

白术　　10克　　茯神　　10克　　龙骨^{先煎} 30克　　牡蛎^{先煎} 30克

郁金　　10克　　合欢皮 10克　　蜡梅花 10克　　桑寄生 10克

上方加水800mL，煎至400mL，温服，共3剂。

二诊（2023年2月21日）

刻下症见：睡眠好转。手指及膝盖痛均有好转。

舌脉：舌红绛，苔根薄黄，脉沉滑有力。

处方：效不更方。

三诊（2023年3月5日）

刻下症见：睡眠进一步好转。手指及膝盖痛均有好转。

舌脉：舌红有裂纹，苔根薄黄，脉沉有力。

处方：患者舌红有裂纹，恐热盛伤津，故在原方基础上加赤芍、桑叶清热凉血，巩固疗效。

煎服法同前，共7剂。

四诊（2023年3月14日）

刻下症见：睡眠进一步好转。手指及膝盖痛均有好转。

舌脉：舌红绛，苔白，脉沉有力。

治法：滋阴补肾，固护肾气。

处方：结合患者四诊结果、舌红绛，调方为麦味地黄丸合知柏地黄丸

地骨皮	20克	牡丹皮 15克	地黄 10克	白芍	10克
黄柏	10克	知母 20克	麦冬 15克	五味子 10克
栀子	10克	通草 10克	乌梅 30克	合欢皮 15克
蜡梅花	15克			

上方加水800mL，煎至400mL，温服，共5剂。

临证体会

清代王旭高在《临证指南医案·肝火门》中系统阐述了肝病治疗，确立了肝气、肝风、肝火三纲辨治体系，因善治肝病而被称为"治肝楷模"。肝的基本生理特点是"体阴而用阳"，肝气病常表现为血虚而气逆，阴虚而阳亢，甚则阳气浮越于上、于外。此种病理生理状态存在于肝病全过程。补肝法是指补肝之体，养肝血、滋肝阴，使血能恋气、阴能恋阳，从肝体内部加以充实，以防进一步发展为肝气横逆、肝火上炎、肝风上扰，同时将肝气吸引于内、于下，肝火、肝风亦可得熄。镇肝法与敛肝法则从上、从外使肝之气、火、风、

阳回复于下、于内，乃对付肝阳过亢的强制之法。镇肝法使气、火、风、阳从上回复于下，镇之、降之；敛肝法使气、火、风、阳从外回复于内，敛之、收之。"补肝、镇肝、敛肝"三法，既可以合用而伍于他方，亦可以单用而伍于他方，全在"相其机宜"也。

天麻钩藤饮出自胡光慈所著《中医内科杂病证治新义》，此方由天麻、钩藤、石决明、栀子、黄芩、川牛膝、杜仲、益母草、桑寄生、夜交藤、茯神组成，具有平肝熄风、清热安神、补益肝肾之功效。多用于治疗原发性高血压、脑血管意外所致半身不遂、耳源性眩晕及神经衰弱，以及手足发麻、视物不清，偏于火盛或风盛者。从方药组成来看，天麻钩藤饮主治肝肾不足、肝阳偏亢、生风化热所致之证。肝阳偏亢，风阳上扰，故头痛、眩晕；肝阳有余，化热扰心，故心神不安、失眠多梦。证属本虚标实，而以标实为主，治宜以平肝熄风为主，佐以清热安神、补益肝肾之法。方中，天麻、钩藤平肝熄风，为君药。石决明咸寒质重，可平肝潜阳，并除热明目，与君药合用，可加强平肝熄风之力；川牛膝引血下行，并活血利水，共为臣药。杜仲、桑寄生补益肝肾以治本；栀子、黄芩清肝降火，以折亢阳；益母草合川牛膝活血利水，有利于平降肝阳；夜交藤、茯神宁心安神，均为佐药。

本案患者为中老年女性，睡眠差多年，自己已经记不清具体多少年。病情反反复复，自2023年2月开始睡眠差加重。平素情绪不稳定，伴有双手手指痛、膝盖痛，结合舌红绛、苔少、脉沉弱，考虑肝肾阴虚为本、肝阳偏亢为标，故以天麻钩藤饮为主方，从补肝、镇肝、敛肝入手，并加疏肝解郁之品——郁金、蜡梅花，取效后以麦味地黄丸合知柏地黄丸固本。

（杜子媚、孟繁甦／整理）

血府逐瘀汤加减治疗不寐伴周身关节痛案

患者冯某，女性，57 岁。

患者睡眠差 1 年多，甚至整晚不能睡，遂至我院门诊就诊。

既往有类风湿病史（具体治疗不详）。

初诊（2023 年 2 月 21 日）

刻下症见：睡眠差，整晚不能睡，伴周身关节痛。情绪低落，纳差。

舌脉：舌瘀暗，苔白腻厚，脉沉。

西医诊断：睡眠障碍

中医诊断：不寐

证型：肾虚证

治法：活血化瘀，行气止痛。

处方：血府逐瘀汤加减

燀桃仁 10 克	红花 10 克	当归 10 克	地黄 10 克
川芎 10 克	赤芍 10 克	牛膝 10 克	桔梗 10 克
北柴胡 10 克	麸炒枳壳 10 克	甘草片 10 克	龙骨^{先煎} 30 克

龙骨此处为先煎

牡蛎^{先煎}30 克　郁金　　10 克

上方加水 800mL，煎至 400mL，温服，共 3 剂。

西药：阿普唑仑片（每晚睡前口服 0.4mg）。

二诊（2023 年 3 月 7 日）

刻下症见：睡眠改善，每晚睡眠时间为 5～6 小时。自觉整体状态改善。

舌脉：舌瘀暗，苔白腻厚，脉沉。

辅助检查：双光子或 X 线能量骨密度测定（腰椎 + 双股骨）提示：L1-4 椎体骨质疏松；左右股骨骨量减少。

处方：上方加丹参 30 克，增强活血化瘀功效。

煎服法同前，共 7 剂。

西药：阿普唑仑片（每晚睡前口服 0.4mg）。

建议补钙等治疗。

三诊（2023 年 3 月 15 日）

刻下症见：睡眠继续改善，每晚睡眠时间为 5 ~ 6 小时。自觉整体状态好转。

处方：守方微调整。

西药阿普唑仑片停服。

临证体会

睡眠障碍病程可长可短。对于病程较长尤其是使用多种安眠药物的患者，治疗难度很大。除辨证论治外，需要考虑"久病入络"这一病机特点。"久病入络"源于《素问·痹论》"病久入深，荣卫之行涩，经络时疏，故不通"。《东医宝鉴》载："久病日轻夜重，便是瘀血。"傅山云："久病不用活血化瘀，何除年深坚固之沉疾，破日久闭结之瘀滞。"叶天士明确提出"初病在经，久病入络"，奠定了中医络病学的理论基础。王清任则加以完善为"久病入络为血瘀"，促成了这一学说。

久病、慢性病是与新病、急性病相对而言，久病通常是指一些缠绵难愈或未能及时治愈的慢性病。有学者认为久病入络致瘀的原因在于：①络脉是邪气由表入里的必经之径；②络脉更为细小，更易发生瘀滞导致渗化失常，从而百病丛生，甚至变生他证；③络主血道，为邪气易留之处。所以以络脉为病时常有气郁、血阻等阻滞表现。病久必虚而入络多瘀，久病入络致瘀必存在虚实夹杂病况。

　　临床上，应认真四诊，抓住久病入络的病变特点，其主要表现为：疼痛、麻木、痞闷、包块、宿痰、结聚、疟母、出血、寒热、发黄、肌肤甲错、面目黑黯、青筋暴露、皮间血缕赤痕、血枯经闭、脉涩舌质紫暗或有瘀点等。郭子光认为此类患者具备以下三个特点：①痛久顽固不愈，有固定疼痛部位或包块；②有较为固定的发作性症状；③使用一般活血化瘀或缓解症状的药物无效或效果不明显。

孟繁甦教授按语

　　本案患者以睡眠差为主要症状，伴有舌瘀暗、苔白腻厚、脉沉，考虑久病痰瘀互阻，气血不畅，脑失所养，发为不寐，故予血府逐瘀汤加减，气血并调。患者服药后自我感觉良好，经过几周调整，已将长期使用的安眠类西药停掉。临床上，笔者用血府逐瘀汤成功治疗失眠的例子不在少数，抓主证是关键。

（杜子媚、孟繁甦／整理）

小柴胡汤加减治疗不寐伴荨麻疹案

患者梁某，女性，41岁。

患者睡眠差多年，受荨麻疹反复发作困扰，遂至我院门诊就诊。就诊前数日曾于他院行肠镜检查，提示盲肠息肉、结肠多发息肉。

初诊（2023年2月14日）

刻下症见：睡眠差，梦少。容易情绪紧张。自2022年开始反复出现荨麻疹，遇冷后加重，腿部比较明显，不定时发作。

月经、生育史：末次月经：2023年1月22日。无备孕。

舌脉：舌尖边偏红，苔白腻稍厚，脉沉细弱。

西医诊断：睡眠障碍；肠息肉

中医诊断：不寐

证型：痰湿偏热证

治法：清热除湿，和解少阳。

处方：小柴胡汤加减

北柴胡 10克　　黄芩片 10克　　法半夏 10克　　龙骨^{先煎}30克

牡蛎^{先煎}30克　　郁金　10克　　蒺藜　10克　　蒸陈皮 10克

蛇床子　5克　　广藿香 15克　　桑叶　10克

上方加水800mL，煎至400mL，温服，共7剂。

二诊（2023年2月22日）

刻下症见：睡眠明显改善。大便顺畅。常在两侧大腿出荨麻疹。

舌脉：舌尖边红，苔黄厚，脉沉细弱。

处方：小柴胡汤合新加升降散

北柴胡 10 克　黄芩片 10 克　法半夏 10 克　龙骨^{先煎}　30 克

牡蛎^{先煎}30 克　郁金　20 克　蒺藜　10 克　广藿香^{后下}20 克

桑叶　15 克　姜僵蚕 10 克　蝉蜕　5 克　淡豆豉　10 克

栀子　10 克　佩兰　20 克

上方加水 800mL，煎至 400mL，温服，共 7 剂。

三诊（2023 年 3 月 1 日）

刻下症见：睡眠明显改善。大便顺畅。两侧大腿出荨麻疹频率减少。

舌脉：舌尖边红，苔薄，脉沉细弱。

处方：上方加芦根 30 克、土茯苓 40 克。

煎服法同前，共 14 剂。

电话随访：患者睡眠质量佳，荨麻疹几乎未再发作。

临证体会

该患者以睡眠差多年为主诉前来就诊。其为教师，平素容易急躁，遇事容易紧张，舌尖边偏红，脉沉细弱，考虑少阳郁热，故以小柴胡汤加减。患者苔白腻稍厚，考虑湿热内蕴，故去掉小柴胡汤中的党参、炙甘草、生姜、大枣，加郁金、蒺藜、桑叶以疏肝解郁，加陈皮、藿香以行气健脾祛湿，加少量蛇床子以止痒。

二诊时，患者睡眠好转，但仍有皮肤瘙痒，考虑郁热，故加用新加升降散以火郁发之。

三诊时，患者各种症状均已好转。汗、吐、下、温、清、消、补是中医治疗法则，对于邪实患者，当以多法合用，驱邪外出。

（王滢、孟繁甦／整理）

柴胡桂枝干姜汤加减治疗荨麻疹并不寐案

患者黄某，女性，48岁。

患者反复起荨麻疹半年余，睡眠差，遂至我院门诊就诊。

初诊（2022年9月7日）

刻下症见：荨麻疹偶发。睡眠差。烘热、无汗出，食冷后容易腹泻，纳可。

月经、生育史：末次月经：2022年4月6日。至今月经未至。否认同房。

舌脉：舌淡红有齿痕，苔薄，脉沉弱。

西医诊断：荨麻疹；睡眠障碍；围绝经期综合征

中医诊断：荨麻疹；不寐

治法：滋阴清热，温补脾寒。

证型：寒热错杂证

处方：柴胡桂枝干姜汤加减

北柴胡 10克	桂枝 10克	干姜 5克	黄芩片 10克
法半夏 10克	牡蛎^{先煎}30克	天花粉 20克	炙甘草 10克
知母 20克	地骨皮 20克	牡丹皮 15克	丹参 15克
青蒿 10克	赤芍 10克	百合 10克	

上方加水800mL，煎至400mL，温服，共7剂。

二诊（2022年10月19日）

刻下症见：荨麻疹减轻。烘热减轻，无腹泻，纳可。

处方：上方加醋鳖甲15克。

煎服法同前，共 7 剂。

三诊（2022 年 10 月 26 日）

刻下症见：近一周未发荨麻疹。半小时内可以入睡。烘热很轻，纳可。有少量白带，下腹隐隐作痛。

处 方：上方加地黄 10 克，易赤芍为白芍。

煎服法同前，共 7 剂。

四诊（2022 年 11 月 4 日）

刻下症见：近一周未发荨麻疹。半小时内可以入睡。几乎无烘热，纳可。有少量白带。

处 方：上方去地黄、白芍，加党参、白术。

煎服法同前，共 7 剂。

五诊（2022 年 11 月 18 日）

刻下症见：整体状态基本稳定。

处 方：效不更方。

临证体会

现代医学认为荨麻疹的发病机制为肥大细胞活化释放组胺和其他炎症介质引起血管扩张及血管通透性增加，临床表现多为大小不等的风团，伴有瘙痒。中医所称"瘾疹""赤白游风""风疹块"相当于荨麻疹。

该患者反复起荨麻疹半年余，属于慢性荨麻疹。慢性荨麻疹多为虚实夹杂，结合烘热及食冷后腹泻，舌淡红有齿痕、苔薄、脉沉弱，辨为寒热错杂证，故用柴胡桂枝干姜汤加减治疗。刘渡舟认为柴胡桂枝干姜汤主治"胆热脾寒"，临床上主要有两个辨证要点：一是口干口苦；二是下腹部及下肢有无喜暖畏寒，腹泻可有可无。黄煌的体质学说也提到柴胡桂枝干姜汤证患者体质易情绪波动，爱生气恼怒，常失眠，头部有烘热感，面红目赤或牙痛，或咽喉疼痛，或有口腔溃疡，但手脚多有凉感，胃脘和下肢多畏寒喜暖，或有腹泻和大便不成形。胡希恕认为此方是小柴胡去半夏加栝楼汤的变剂，即去人参、大枣、半夏、生姜，加栝楼根、桂枝、干姜、牡蛎而成，有清上温下、寒热平调之功。由此可以看出，柴胡桂枝干姜汤主要治疗上热下寒之少阳少阴合病。方中，北柴胡、黄芩和解少阳，桂枝、干姜、炙甘草补脾散寒、温通阳气，天花粉、牡蛎清热生津散结，地骨皮、知母、牡丹皮、青蒿、百合、丹参加强滋阴清热之效。患者服用1周后荨麻疹及烘热减轻，故继续守上方，加用鳖甲滋阴潜阳。

对于荨麻疹的中医治疗，《证治准绳·疡医》中提及"阴虚火动，外邪所乘。或肝火风热、血热……若用祛风辛热之剂，则肝血愈燥，风火愈炽，元气愈虚，腠理不闭，风客内淫，肾气受伤，相火翕合，血随火化，反为难治矣"，可见荨麻疹治疗不一定要祛风，本案所用滋阴清热、温补脾寒之法也合适。

（邓文婷、孟繁甦／整理）

清热滋阴法治疗不寐伴蚁行感案

患者马某，女性，58岁。

患者无明显诱因下出现睡眠时自觉身体肌肉跳动、皮肤有蚂蚁爬行感10余年，遂至我院门诊就诊。

初诊（2023年4月12日）

刻下症见：睡眠时自觉身体肌肉跳动、皮肤有蚂蚁爬行感10余年，白天无这种感觉。睡眠差，需要侧睡。纳可，大便正常，情绪正常。

舌脉：舌红胖大，苔薄黄，脉沉弱。

西医诊断：睡眠障碍

中医诊断：不寐

证型：营卫不和证

处方：桂枝加龙骨牡蛎汤加减

桂枝 10克	炒白芍 10克	龙骨^{先煎} 30克	牡蛎^{先煎} 30克

桂枝　　10克　　炒白芍 10克　　龙骨^{先煎}30克　　牡蛎^{先煎}30克

黄芪　　20克　　茯苓　　30克　　赤芍　　10克　　燀桃仁 10克

牡丹皮 15克　　防风　　10克　　茜草　　10克　　地骨皮 20克

上方加水800mL，煎至400mL，温服，共7剂。

二诊（2023年4月19日）

刻下症见：症状无明显改善。

处方：清热滋阴自拟方加减

地骨皮 20 克　　牡丹皮 15 克　　知 母　　20 克　　黄 柏　　10 克

钩藤^{后下} 15 克　　白 芍　　10 克　　龙 骨　　30 克　　牡蛎^{先煎}30 克

合欢花 10 克　　地 黄　　10 克　　川楝子 10 克

上方加水 800mL，煎至 400mL，温服，共 7 剂。

三诊（2023 年 4 月 29 日）

刻下症见：自觉身体肌肉跳动、皮肤蚂蚁爬行感减轻。双上肢酸而无力。睡眠明显好转。

处方：上方加紫苏梗 10 克、葛根 45 克。

煎服法同前，共 7 剂。

2023 年 5 月 23 日随访：患者诉睡眠改善，皮肤蚂蚁爬行感基本消失。

临证体会

失眠往往是由诱因引起的，本案患者则是因为夜间肌肉跳动及皮肤蚁行感而导致睡眠差，所以迫切需要解决这个问题。患者无其他明显症状，诊其脉沉弱，考虑气血亏虚、营卫不和、气血运行不畅导致肌肤失于濡养而产生肌肉跳动、皮肤蚁行感，故用桂枝加龙骨牡蛎汤调和营卫，黄芪、防风益气祛风；观其舌象，舌红胖大，苔薄黄，考虑内有湿热，故加茯苓祛湿，牡丹皮、地骨皮、赤芍滋阴清热。气血亏虚日久必瘀，故加茜草、桃仁活血化瘀。患者服用一周后症状无明显改善，考虑其脉沉弱并非血虚，而是以阴虚为主，故改用滋阴解郁的治则来治疗。地骨皮、牡丹皮、知母、黄柏滋阴清热，白芍、钩藤、合欢花、川楝子解肝郁；龙骨、牡蛎重镇安神。患者服用两周后症状明显改善。

夜间肌肉跳动、皮肤蚁行感属于现代医学"不宁腿综合征"范畴，中医学无对应的病名，分析其症状，与"痹证"相似。从辨证角度，其可分为营卫虚弱、寒湿凝滞、湿热痹阻、瘀血阻滞、气血亏虚、肝郁阴虚、肝肾阴虚等证型。由此可见，不宁腿与寒、湿、瘀、虚密切相关，其病机更多是虚实夹杂，即气血不足与筋脉不通。我们在临床治疗中需抓住这个辨证要点，虚实结合，分析虚是气血虚还是肝肾虚，实是痰阻、寒凝还是血瘀，以更好地辨证论治。

（邓文婷、孟繁甦／整理）

清经汤合玉屏风加减治疗不寐案

患者陈某，女性，49 岁。

患者睡眠差半年，自觉眠浅、近乎没有入睡，遂至我院门诊就诊。

初诊（2023 年 9 月 15 日）

刻下症见：入睡困难，眠浅易醒，自觉没有睡着，醒后难再睡，伴多梦。烘热，晨起口苦，情绪低落，周身汗出、汗后冷。无胃胀痛不适，无反酸嗳气。纳一般，大便近日偏烂，小便正常。

月经、生育史：月经已 3 个月未至。否认同房。

舌脉：舌暗红绛，苔少，脉沉细弱。

西医诊断：睡眠障碍

中医诊断：不寐

证型：阴虚火旺证

治法：滋阴清热，重镇安神。

处方：清经汤合玉屏风加减

地骨皮	20 克	牡丹皮	20 克	地黄	20 克	白芍	10 克
黄柏	10 克	知母	20 克	麦冬	15 克	五味子	30 克
栀子	10 克	通草	10 克	青蒿^{后下}	30 克	龙骨^{先煎}	30 克
牡蛎^{先煎}	30 克	郁金	20 克				

上方加水 600mL，煎至 400mL，温服，共 7 剂。

中成药：玉屏风颗粒（口服，每日三次，每次 5 克，共 7 天）。

二诊（2023 年 9 月 21 日）

刻下症见：入睡困难好转，睡眠浅改善，醒后易再睡。汗出减少，晨起口苦减轻，但自觉有口气。纳可，二便调。

舌脉：舌暗红绛，苔薄白，脉沉弱。

处方：上方去白芍，减地骨皮、牡丹皮、地黄、郁金各 10 克，麦冬、栀子各 5 克，加炒白芍、白术各 10 克，茯神 20 克。

煎服法同前，共 4 剂。

三诊（2023 年 10 月 11 日）

刻下症见：睡眠浅好转，易入睡，睡眠时间大致为 0—6 点，但多梦。无口苦，无潮热汗出。纳可，小便调，但易腹泻。

月经史：末次月经：2023 年 9 月 25 日。月经已至。

舌脉：舌暗红绛，苔薄白，脉沉弱。

处方：上方去黄柏、知母、栀子、通草、炒白芍，加盐菟丝子 10 克、芡实 20 克、山药 30 克。

煎服法同前，共 7 剂。

四诊（2023 年 11 月 3 日）

刻下症见：睡眠基本正常。无潮热汗出，纳可，二便调。

舌脉：舌暗红绛，苔薄白，脉沉弱。

处方：上方去五味子、青蒿、茯神、山药，加郁金、麸炒苍术、盐补骨脂各 10 克，白芷 15 克。

煎服法同前，共 7 剂。

临证体会

该患者为围绝经期女性，经期不规律，肝肾亏虚，阴不敛阳，阳不能入阴，致阴虚火旺，扰动心神而出现不寐，加之表阳虚而不能固摄津液，故易周身汗出，结合舌脉象，四诊合参，辨为不寐之阴虚火旺证，方选清经汤合玉屏风加减。

清经汤由明末清初傅青主所创，收录于《傅青主女科》一书中。此方由黄柏、青蒿、牡丹皮、地骨皮、地黄、白芍、茯苓组成，具有清热凉血、养血调经的功效。初诊时，用牡丹皮、地骨皮、青蒿、黄柏、栀子清热凉血，其中：青蒿清热透络，引邪外出；重镇安神之龙骨、牡蛎调整睡眠；地黄、白芍、知母、麦冬滋阴养血，使清热而不伤阴；通草利小便，使热从小便而出；郁金疏肝解郁；五味子敛阴止汗。全方共奏滋阴清热、重镇安神之功，加之益气固表的玉屏风颗粒，整体辨证，更获良效。

二诊时，患者诸症好转，故守上方加减。稍减滋阴清热之地骨皮、牡丹皮、郁金、栀子、麦冬、地黄，加健脾祛湿之炒白芍、白术改善口气，加宁心安神之茯神巩固疗效。

三诊时，患者症状持续改善，故守上方加减。因无潮热，去黄柏、知母、栀子，减清热凉血之力；易腹泻，去滋阴之炒白芍，加补脾肾止泻之菟丝子、芡实、山药。

四诊时，患者睡眠基本正常，故守上方，辨证加减，全方共奏滋阴降火、解郁安神之功。患者服用20余剂中药后，虚热退，睡眠安。

西医学中的神经官能症、围绝经期综合征、慢性消化不良等疾病，均可引发不寐。治疗应以补虚泻实、调整阴阳为原则，同时也要注重心理治疗，保持心情舒畅，调情志以安神。

（邹雨明、孟繁甦／整理）

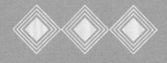

妇科疾病

当归芍药散加减治疗月经不调案

患者梁某，女性，28岁。

患者长期熬夜，半年多前月经量逐渐减少，遂至我院门诊就诊。

初诊（2021年12月10日）

月经史：初潮：14岁。经期：3～5天。周期：28～30天。末次月经：2021年12月6日。月经量少（仅用护垫即可），无痛经，月经前乳房胀痛。

刻下症见：平素心情郁闷，容易生闷气。既往食欲差，近日胃纳尚可，倾向吃素食。大便2～3日一次。

舌脉：舌淡红，苔薄白，脉沉细弱。

西医诊断：月经不调

中医诊断：月经病

证型：肝郁肾虚证

处方：当归芍药散加减

当归　15克　　白芍　　20克　　茯苓　　　10克　　白术　　　15克
川芎　10克　　党参　　15克　　盐菟丝子　10克　　制何首乌　10克
北柴胡　10克　　薄荷^{后下}　5克　　合欢皮　　10克

上方加水800mL，煎至400mL，温服，共7剂。

二诊（2021年12月17日）

月经史：月经未至。

处方：上方加桑椹15克、盐杜仲10克。

煎服法同前，共 7 剂。

三诊（2022 年 2 月 11 日）

月经史：末次月经：2022 年 2 月 2 日。月经量可，无痛经，仍有月经前乳房胀痛。

刻下症见：近日纳可，大便顺畅。容易烦躁。

处方：上方加盐沙苑子 10 克。

煎服法同前，共 7 剂。

四诊（2022 年 3 月 23 日）

月经史：末次月经：2022 年 3 月 5 日。月经量可，无痛经，月经前乳房胀痛减轻。

刻下症见：大便顺畅。心情明显好转。

处方：上方去盐杜仲、盐沙苑子，加生姜、黄芩各 5 克。

煎服法同前，共 7 剂。

临证体会

当归芍药散在《金匮要略》中共出现两次。《金匮要略·妇人妊娠病脉证并治第二十》曰："妇人怀妊，腹中疠痛，当归芍药散主之"；《金匮要略·妇人杂病脉证并治第二十二》曰："妇人腹中诸疾痛，当归芍药散主之"。

当归芍药散共六味药：当归三两、芍药一斤、芎藭半斤（一作三两）、茯苓四两、白术四两、泽泻半斤。由上文可知，当归芍药散是治疗妇人腹痛良方。从方药来看，腹痛并非单一指征。上文对病证描述简单，腹中疠痛有腹中急痛、腹中缓痛之别，尤以腹中急痛多见。《金匮要略·脏腑经络先后病脉证第一》曰："见肝之病，知肝传脾，当先实脾。四季脾王不受邪，即勿补之。中工不晓相传，见肝之病，不解实脾，惟治肝也。" 从组成来看，当归芍药散含三味"血分药"和三味"水分药"，除了治疗妇人腹痛外，还可用治肝郁、脾虚、血瘀、水停诸症。后世逍遥散、丹栀逍遥散等都是由此方化裁而来。根据组分含量不同，作用各有侧重。

月经过少是指月经周期基本正常，经量明显减少，甚至点滴即净；或经期缩短至不足两天，经量亦少。多由卵巢储备功能不足、卵巢功能早衰等造成，若不及时治疗，可发展为闭经。在《中医妇科学》（中国中医药出版社出版）中，将月经过少的病因病机分为肾虚、血虚、血瘀、痰湿、肝郁等，临床所见多是两个或者以上证型共同致病。本案患者以月经量逐渐减少为主诉前来就诊。从月经前乳房胀痛、心情郁闷、容易生闷气、纳差可以判断，患者为肝郁日久导致气机不畅，故肝经所过部位——乳房胀痛，易生闷气。肝旺克脾土，则脾失健运，出现食欲减退。舌淡红、苔薄白、脉沉细弱为肝郁脾虚之舌脉象。因此本案证治以当归芍药散为主方，加北柴胡、薄荷、合欢皮重于疏肝，调达肝气。"乙癸同源，肾肝同治"是明代李中梓提出的学术思想，"肝肾同源"思想在中医妇科理法方药中具有重要意义。肝主疏泄，肾司闭藏，肝藏血，肾藏精，肾精依赖肝血的滋养，肝血依赖肾精的充养，肾精可以化生肝血，肝血可以滋养肾精，精血互生，肾精肝血，一荣俱荣，一损俱损。现代人经常出现过度劳累、熬夜等情况，损伤肾气。加菟丝子等平补肝肾，有五子衍宗丸之意；加何首乌以养肝血。经过调理后，患者月经量明显增加。嘱患者平素注意调畅情志，防止肝郁伤及脾肾，使气血生化乏源，进而发展为月经过少甚至闭经。

（林杏娟、孟繁甦／整理）

当归芍药汤合五子衍宗丸加减治疗月经量少案

患者陈某，女性，30岁。

患者近一年无明显诱因下出现月经量少，遂至我院门诊就诊。

初诊（2021年10月20日）

月经史： 末次月经：2021年9月29日。月经量少，约为一天量，有拖尾，无痛经。周期正常。

刻下症见： 平素易腰酸，怕冷，小腹及臀部冷，性情急躁，多梦。纳可，大便正常。

舌脉： 舌稍红有齿痕，苔薄，脉沉弱。

西医诊断： 月经量少

中医诊断： 月经量少

证型： 脾虚肝郁证

治法： 疏肝健脾，益肾活血。

处方： 当归芍药汤合五子衍宗丸加减

当归	10克	白芍	10克	茯苓	15克	白术	10克
川芎	10克	党参	10克	盐菟丝子	15克	枸杞子	10克
五味子	5克	覆盆子	15克	地黄	15克	山茱萸	10克
山药	30克	桑叶	10克	菊花	10克		

上方加水800mL，煎至100mL，温服，共7剂。

二诊（2021 年 10 月 29 日）

刻下症见： 大便不成形，余症同前。

舌脉： 舌稍红有齿痕，苔薄，脉沉弱。

处方： 上方去桑叶、菊花，加酒黄精 15 克补气健脾益肾。

煎服法同前，共 7 剂。

三诊（2021 年 11 月 17 日）

患者诉月经量较前几个月增多，且只有月经第一天有腰酸、怕冷，无小腹及臀部冷症状，但性情较前急躁、多梦，故加用龙骨、牡蛎重镇安神。

四诊（2021 年 12 月 1 日）

患者诉症状皆有改善，故继续予当归芍药汤合五子衍宗丸加减收效。

五诊（2021 年 12 月 15 日）

月经史： 末次月经：2021 年 11 月 28 日。月经量少已明显改善，无血块，无痛经。周期提前 3 天。

刻下症见： 无怕冷，无小腹及臀部冷，性情稳定。纳可，大便成形。排卵期反复小腹胀、气胀，既往即有。

舌脉： 舌淡红有齿痕，苔薄，脉沉弱。

处方： 当归芍药汤合五子衍宗丸加减

当归	10 克	白芍	10 克	茯苓	15 克	白术	10 克
川芎	10 克	党参	10 克	盐菟丝子	15 克	枸杞子	10 克
五味子	5 克	覆盆子	15 克	山药	30 克	小茴香	15 克
乌药	15 克	桑寄生	25 克	续断	15 克		

上方加水 800mL，煎至 100mL，温服，共 10 剂。

临证体会

本案患者初诊时并未诉腹中痛，但结合舌脉象和临床症状来看，考虑脾虚肝郁证，缘于其平素性情急躁，则肝木失于疏散，故见多梦，小腹胀、气胀；肝气横逆犯脾，脾气虚弱，脾虚生血不足则脉道不充，故见月经量少、拖尾。治予芍药敛肝止痛，党参、地黄益气养血；白术、茯苓健脾益气渗湿，兼助党参益气补脾；当归、川芎调肝养血；佐以菊花、桑叶疏肝降火之效。五子衍宗丸主补肾益精，多用于不育症的治疗，明代王肯堂云："药止五味，为繁衍宗嗣种子第一方也。"用在此处，因患者平素易腰酸，怕冷，且以小腹及臀部冷为主，考虑其为肾虚精亏。五子衍宗丸平补肝肾，取其四药之菟丝子温肾壮阳，枸杞子填精补血，五味子补中寓涩、敛肺补肾，覆盆子、山茱萸固精益肾，山药补肾涩精。

二诊时，患者出现大便不成形，考虑可能与上方中的桑叶、菊花有关，两药均属性质寒凉之品，共用有较强的肠道滑利性，故守上方，去桑叶、菊花，加酒黄精补气健脾益肾。

三诊、四诊时，患者症状无特殊，守上方微调整。五诊时，患者诸症皆较前明显好转，但腹胀、气胀症状明显，考虑为患者不注意保暖，寒凝气滞所致，故在上方基础上予小茴香、乌药、桑寄生、续断行气止痛、温肾散寒以通血脉。

女子月经与肝脾肾关系密切。月经不调责之寒凝、气滞、血瘀、热结等，或一种因素致病，或多种致病因素合而为邪。《诸病源候论·妇人杂病诸候·月水不调候》曰："若寒温乖适，经脉则虚，有风冷乘之，邪搏于血，或寒或温，寒则血结，温则血消，故月水乍多乍少，为不调也。"《妇科玉尺》也说："经水不通，不出虚、热、痰、气四症，不调亦相似。"月经量少为临床常见月经疾病之一。本案患者体瘦、脉沉弱，考虑素体禀赋不足、肾精亏虚，平素性情急躁，肝失调达，横逆犯脾，故而气血生化乏源导致月经过少。虚者补之，实者泻之，应重在补肾养血调经，以当归芍药汤合五子衍宗丸加减，肝肾同补、疏肝理脾，从而调畅气血，改善月事及整体状态。

（陈冰冰、林杏娟、孟繁甦／整理）

少腹逐瘀汤加减治疗月经过少案

患者陈某，女性，37 岁。

患者半年前无明显诱因下出现月经量少，目前停经 2 个月（无生育需求），遂至我院门诊就诊。

初诊（2021 年 10 月 13 日）

刻下症见： 脾气暴躁，怕冷，小腹环腰冷。大便黏，小便正常。

舌脉： 舌淡红稍胖大，苔薄白，脉弦滑数。

西医诊断： 月经过少（查因：卵巢功能早衰？）

中医诊断： 月经过少

证型： 寒凝经络证

治法： 活血祛瘀，温经止痛。

处方： 少腹逐瘀汤加减

小茴香 10 克	干姜 10 克	醋延胡索 10 克	醋没药 5 克
当归 10 克	川芎 10 克	赤芍 10 克	地黄 25 克
炒白芍 10 克	盐菟丝子 30 克	鹿角霜 10 克	黑顺片^{先煎} 10 克
枸杞子 10 克	乌药 15 克		

上方加水 800mL，煎至 100mL，温服，共 7 剂。

二诊（2021 年 10 月 20 日）

刻下症见： 已开始有白带。月经未至。余症变化不大。

舌脉： 舌淡红稍胖大，苔薄白，脉弦滑数。

处方：考虑患者已有白带，守上方，加瞿麦以增破血通经之效。

煎服法同前，共 7 剂。

三诊（2021 年 10 月 27 日）

患者诉前两次就诊服用少腹逐瘀汤加减方后自觉有月经将至之感，然而月经并未如常而至。症状、舌脉同前。

辅助检查：抗缪勒管激素：0.07ng/mL。性激素 6 项：孕酮：1.81nmol/L；催乳素：160.9uIU/mL；促卵泡生成素：5.85mIU/mL；促黄体生成素：5.40mIU/mL；睾酮：0.98nmol/L；雌二醇：970.7pmol/L。

治法：燥湿化痰，疏通气机。

处方：苍附导痰汤加减

泡苍术 15 克	醋香附 15 克	胆南星 20 克	川芎 15 克
制枳壳 15 克	茯苓 20 克	法半夏 15 克	六神曲 10 克
桃仁 10 克	当归 20 克	盐菟丝子 30 克	盐补骨脂 10 克
鹿角霜 10 克			

上方加水 800mL，煎至 100mL，温服，共 7 剂。

四诊（2021 年 11 月 3 日）

月经史：月经已至。末次月经：2021 年 10 月 29 日。无痛经。

刻下症见：小腹怕冷、大便黏好转，睡眠基本正常，烦躁好转。

舌脉：舌淡红稍胖大，苔薄，脉弦滑数。

处方：少腹逐瘀汤加减

小茴香 10 克	干姜 10 克	醋延胡素 10 克	醋没药 5 克
当归 10 克	川芎 10 克	赤芍 10 克	地黄 25 克
炒白芍 10 克	盐菟丝子 30 克	鹿角霜 10 克	黑顺片^{先煎} 10 克
枸杞子 10 克	乌药 15 克		

上方加水 800mL，煎至 100mL，温服，共 7 剂。

临证体会

月经过少，又称为"经水涩少""经水少""经量过少"。对于月经过少的病因病机，可从虚实而分：虚多为精亏血少，冲任气血不足，以肝肾虚、气血虚多见；实则为冲任气血不畅，血海满溢不多而致，以寒凝、气滞、血瘀、痰浊多见。《血证论·吐血》云："气为血之帅，血随之而营运；血为气之守，气得之而静谧。气结则血凝。""气为血之帅"，血的运行有赖于气的推动作用，气机郁滞，则为血瘀。导致血瘀的原因有很多，如寒、热、虚等。很多女性由于平时不注意饮食，过食寒凉、冰冻食物和冷饮等，造成阴寒内盛，寒凝则血瘀，不通则痛，故发为小腹痛。

《医林改错·膈下逐瘀汤所治之症目》云："血受寒则凝结成块，血受热则煎熬成块……血块，当发烧。"《医林改错》还记载：小茴香七粒（炒），干姜二分（炒），元胡一钱，没药一钱（炒），当归三钱，川芎一钱，官桂一钱，赤芍二钱，蒲黄三钱（生），灵脂二钱（炒）；水煎服。方中，当归、赤芍、川芎养血活血、化瘀调经。当归为阴中之阳药，川芎辛温，是血中之气药，二药合用能活血散瘀、行气止痛；赤芍活血凉血，清血中之热，祛瘀止痛，与当归相伍具有养血活血、行气通瘀调经的作用。五灵脂"气味俱厚，阴中之阴"（《本草纲目》），通利血脉，散瘀止痛，生用重在活血祛瘀；蒲黄、五灵脂合为失笑散，能活血祛瘀散结止痛。元胡为气中之血药，行气活血，气行则血亦行；没药重在活血化瘀散血止痛；肉桂善补命门之火，温经通脉，益火消阴，散寒止痛；小茴香、干姜能温中散寒止痛。全方共奏温经散寒、行气活血止痛之功。

本案患者既往食冷较多，逐渐出现月经量少，直至停经。寒凝血瘀为其根本，故初诊方以少腹逐瘀汤为主。二诊、三诊时患者虽月经未至，但有将至的感觉。考虑其体态稍丰满，加之寒为阴性，阻碍气机，影响水液代谢，聚湿生痰，故三诊方给予苍附导痰汤加减。苍附导痰汤出自《叶天士女科全书》，针对"形肥痰盛经闭之女子无子"。其组方包括苍术、香附、半夏、陈皮、胆南星、茯苓、枳壳、甘草、生姜。苍术气味芳香，辛、苦、温，功在健脾燥湿；香附入肝经，能平肝气、散肝郁，又能入血分，有"血中气药"之名；陈皮辛、苦、温，理气健脾、燥湿化痰；胆南星豁痰消脂力猛；半夏辛、温、燥，为治疗痰湿之要药；茯苓甘淡，益气健脾燥湿；枳壳理气消胀、开胸宽肠、行痰散结；生姜散寒化痰；甘草调和诸药，且能解毒。以苍附导痰汤燥湿化痰，助力少腹逐瘀汤后，患者月经至，诸症好转，烦躁的情绪得到缓解。

（陈冰冰、林杏娟、孟繁甦 / 整理）

少腹逐瘀汤加减治疗痛经案

患者苏某，女性，23 岁。

患者自初潮始即有痛经，遂至我院门诊就诊。

初诊（2022 年 1 月 5 日）

月经史：初潮：14 岁；经期：约 7 天；周期：33～35 天；末次月经：2021 年 12 月 19 日。月经第 1～2 天少腹疼痛不适，得温不减，自行口服止痛药止痛（具体药物不详），药效可，无头痛头晕、恶心呕吐、腹泻腹胀等不适。前 3 天经量较多，有小血块。

刻下症见：纳眠可，二便正常，平时少食冷。

舌脉：舌淡胖水润，苔白，脉沉缓。

西医诊断：痛经

中医诊断：痛经

证型：血虚寒凝证

治法：活血化瘀。

处方：少腹逐瘀汤加减

小茴香　　10 克	干姜　　　10 克	醋延胡索 15 克	醋没药 10 克
当归　　　10 克	川芎　　　10 克	肉桂^{后下}　10 克	赤芍　10 克
生蒲黄^{包煎}10 克	五灵脂^{包煎}10 克	桑寄生　　25 克	乌药　20 克

上方加水 800mL，煎至 200mL，温服，共 7 剂。

二诊（2022 年 1 月 14 日）

患者本月月经尚未至，守方继服 7 剂。

三诊（2022 年 2 月 9 日）

月经史：末次月经：2022 年 1 月 18 日。经期腹痛较前明显减轻，未口服止痛药。前 3 天经量多，无血块。

舌脉：舌淡胖水润，苔白，脉沉缓。

处方：少腹逐瘀汤加减

小茴香 10 克	干姜 10 克	醋延胡索 15 克	当归 10 克
川芎 10 克	赤芍 10 克	乌药 20 克	桂枝 10 克
茯苓 10 克	桃仁 10 克	牡丹皮 5 克	盐菟丝子 15 克

上方加水 800mL，煎至 200mL，温服，共 7 剂。

临证体会

《中医妇科学》（中国中医药出版社出版）对于"痛经"的定义是：妇女正值经期或经行前后出现周期性小腹疼痛或痛引腰骶，甚至剧痛晕厥。本案患者痛经约 9 年，久病入络有瘀，每次月经第 1～2 天有少腹痛，得温不减，此属寒积胞宫。寒主收引，客于脉中，则血液凝滞。经期血液聚于胞宫，不通则痛，故有血块、少腹痛。舌淡胖水润、苔白，提示体内寒湿困脾，脾阳气虚，水液代失调，精微化生受阻。《注解伤寒论·辨太阳病脉证并治》云："脉沉迟，荣血不足也，《经》曰：其脉沉迟者，荣气微也。又曰：迟者，荣气不足，血少故也。"脉沉缓，提示气血不足，故月经延后 3～5 天。

《医林改错·少腹逐瘀汤说》云："此方治少腹积块疼痛，或有积块不疼痛，或疼痛而无积块，或少腹胀满，或经血见时先腰酸、少腹胀，或经血一月见三五次，接连不断，断而又来，其色或紫或黑或块或崩漏，兼少腹疼痛，或粉红兼白带，皆能治之，效不可尽述。"结合上文对少腹逐瘀汤主治的病证及患者的症状描述，治当以活血化瘀为主。初诊方中，小茴香散寒止痛；肉桂活血通经，助小茴香散寒之效；干姜温中散寒，回阳通络；当归补血活血；赤芍化瘀止痛；乌药行气止痛，温肾散寒；桑寄生补肝肾，通经络；蒲黄、五灵脂活血化瘀止痛；川芎行气活血止痛，气行则血行，通则不痛；延胡索、没药活血理气止痛。诸药合用，行气活血，温经止痛，则气血通畅，经血可如期而至。

二诊时，患者无不适，继续予前方治疗。

三诊时，患者诉此次月经疼痛明显减轻，未口服止痛药，无血块，结合舌脉象无变化，且属经期后期，用药宜以补肝肾、健脾胃为主，故在少腹逐瘀汤的基础上，去没药、蒲黄、五灵脂，加茯苓健脾利水渗湿，桃仁活血化瘀，牡丹皮和血生血，盐菟丝子补肝肾。全方肝脾肾并补，气血双养，活血化瘀，为下一周期治疗打下基础。正如《景岳全书》所言："故调经之要，贵在补脾胃以资血之源，养肾气以安血之室，知斯二者，则尽善矣。"

（陈冰冰、孟繁甦／整理）

罗氏滋阴固气汤合四草汤加减治疗崩漏案

患者林某，女性，42 岁。

患者月经淋漓不尽 1 月余，遂至我院门诊就诊。

2005 年、2019 年曾于他院行输卵管切除术。

初诊（2023 年 1 月 17 日）

月经史：自 2019 年开始月经不规律，服用避孕药调经后，月经如期而至；2021 年曾至他院就诊，用药 3 个月期间可来月经，之后仍不规律。末次月经：自 2022 年 12 月开始（具体时间记不清），淋漓不尽持续至今。

刻下症见：无明显怕冷、怕热。

舌脉：舌淡红，苔薄白，脉沉细弱。

西医诊断：月经不调

中医诊断：崩漏

证型：脾虚证

处方：罗氏滋阴固气汤合四草汤加减

熟地 10 克	续断片 10 克	盐菟丝子 20 克	制何首乌 10 克
党参 20 克	黄芪 10 克	白术 10 克	白茅根 30 克
牡蛎^{先煎} 30 克	山茱萸 5 克	炙甘草 10 克	仙鹤草 30 克
岗稔 30 克	侧柏叶 10 克	茜草 5 克	马鞭草 15 克
生地 10 克			

上方加水 800mL，煎至 400mL，温服，共 7 剂。

二诊（2023 年 1 月 31 日）

刻下症见：服药 3 天后阴道无异常出血。偶有轻微尿急。

舌脉：舌淡红，苔根黄腻，脉沉细弱数。

处方：左归丸加减

熟地 10 克	山茱萸 10 克	茯苓 30 克	枸杞子 10 克
炙甘草 10 克	山药 30 克	盐女贞子 10 克	蒸陈皮 5 克
法半夏 10 克	白扁豆 10 克	制何首乌 10 克	

上方加水 800mL，煎至 400mL，温服，共 7 剂。

三诊（2023 年 2 月 12 日）

刻下症见：2 月 2 日再发少量点滴状出血，持续至今。

舌脉：舌淡红，苔根黄腻，脉沉细弱数。

辅助检查：2 月 8 日宫腔镜活检提示单纯性子宫内膜增生。

处方：守方微调整。

临证体会

崩漏是妇科常见疑难急重病证，以经血非时量多不止或淋漓日久不净为特征，相当于现代医学的排卵障碍性异常子宫出血。岭南罗氏妇科代表人物罗元恺主张"临证首重望诊"，对崩漏患者的望诊至为重要。观察患者神色、体态以及月经情况，可以大致判断疾病的发展盛衰变化。若患者表现出神志淡漠，反应迟钝，有明显贫血貌，多是大量出血之征；阳虚者，症见精神不振，畏寒肢冷，不欲言语，乏力少气；气阴两亏者，症见精神疲倦，双目呆滞无神，眶周晦暗且眼窝凹陷，肌肤甲错，手足心热，口干舌燥。崩漏日久、缠绵难愈的患者面色多见晦暗、眼眶暗黑或脸颊有暗斑。此外，辨崩漏需了解月经的量、色、质，观察伴随症状以辨清寒热虚实。崩漏虚实夹杂，病情缠绵难愈，急性期大出血甚至会危及生命，故临床诊断需与多系统疾病相鉴别，以减少误诊、漏诊。

《素问·宝命全形论》云："人生有形，不离阴阳。"女性经期存在着阴阳消长、脏腑气血盛衰的周期规律。阴阳消长平衡，则血海满盈而泄，藏泻有度；阴阳失衡，必致月经失调。因此，调经应以顺应经期中阴阳动态平衡、消长变换规律为原则。崩漏以阴虚为本，阴不维阳则阳亢，血热妄行，故阴阳失衡，发为崩漏。本案患者崩漏日久，舌淡红，苔薄白，脉沉细弱，考虑气阴两虚，故以罗氏滋阴固气汤为主，又考虑瘀血不去则新血不生，故佐以四草汤清热活血祛瘀。

二诊时，因患者阴道出血停止，后稍有反复，仍有崩漏，治以气阴亏虚为主。为防漏诊，行内膜病理检查，未见恶性病变，仅为单纯性增生内膜，故以中医药调护。

（王滢、林杏娟、孟繁甦／整理）

经方加减治疗经前发热案

患者梁某，女性，16岁。

患者近半年常于月经前感冒发热，遂至我院门诊就诊。

初诊（2023年1月18日）

月经史： 初潮：12岁。月经周期、经期不规律。经量可，有痛经。

刻下症见： 月经前4～5天感冒发热，体温波动介于38.0℃～39.0℃。

舌脉： 舌淡胖，苔薄，脉细弱。

西医诊断： 月经不调

中医诊断： 月经病

证型： 少阳证

治法： 和解少阳。

处方： 小柴胡汤加减

北柴胡　25克　　黄芩片　10克　　法半夏　10克　　党参　10克

炙甘草　10克　　生姜　　10克　　黑枣　　15克

上方加水800mL，煎至400mL，温服，共7剂。

二诊（2023年2月5日）

月经史： 末次月经：2023年1月23日。本次月经前及月经期无发热。有痛经，有小血块。

处方： 守上方，加重黑枣用量。

煎服法同前，共7剂。

加用膏方。

三诊（2023 年 3 月 29 日）

月经史：末次月经：2023 年 3 月 19 日。本次月经后有感冒，无发热。月经周期正常，经量可，无痛经。

处方：桂枝汤加减

桂枝 10 克　　黑枣　　15 克　　生姜 10 克　　炙甘草　　10 克

山药 30 克　　炒白芍 10 克　　白术 10 克　　燀苦杏仁 10 克

桔梗 10 克

上方加水 800mL，煎至 400mL，温服，共 7 剂。

临证体会

《伤寒论》第 144 条："妇人中风七八日，续得寒热，发作有时，经水适断者，此为热入血室。其血必结，故使如疟状，发作有时，小柴胡汤主之。"现代对"热入血室"的定义为：邪热侵入血室，以少腹灼热疼痛拒按，月经量多或闭阻不下，发热口渴，烦躁如狂，入夜谵语，舌红绛，脉数为常见症的证候。根据不同的医家学说，"血室"也有子宫、冲脉、肝、冲任四种说法。该病病机是经期外感未解，热入血室，热瘀互结。现代医家对该病治疗也有所延展，例如：刘渡舟在《伤寒论诠解》中提到，可在小柴胡汤的基础上加桃仁、红花、牡丹皮、生地黄等凉血活血的药物；胡希恕则认为该病非女子所独有，男女皆可得。若有谵语者，非小柴胡汤能治，应改用桂枝茯苓丸去瘀热。

该患者经前固定感冒发热，考虑经期外感未解，热留体内，热瘀互结，久则气机郁滞，肝气运行不畅。血瘀胞宫，则月经有血块并出现痛经；长期气滞血瘀，则表现为月经周期、经期不规律。故用小柴胡汤疏利肝胆，调理枢机，可使未尽之经血继续通行，血中之热随经血而下，结血散则寒热自除。用药 2 周后，患者已无发热及痛经。后改投桂枝汤加减，解肌发表，调和营卫，巩固疗效。

（邓文婷、林杏娟、孟繁甦／整理）

新加升降散加减治疗产后汗出案

患者王某，女性，38岁。

患者现为产后2月余，产后无明显诱因下出现大汗淋漓，遂至我院门诊就诊。

初诊（2023年4月21日）

刻下症见：每日凌晨3点左右出大汗、滴水样，可湿透枕头，胸口以上明显，有潮热感，伴有心悸不适感。汗出持续20分钟左右便自行缓解，每晚发作2次左右。日间也有汗多现象。无明显怕冷。

舌脉：舌红，苔润，脉滑。

西医诊断：植物神经功能紊乱

中医诊断：汗病

证型：虚热证

治法：滋阴清热。

处方：清经散合百合地黄汤加减

地骨皮	20克	牡丹皮	10克	知母	10克	黄柏	10克
麦冬	10克	白芍	10克	龙骨^{先煎}	30克	牡蛎^{先煎}	30克
合欢花	10克	百合	15克	地黄	10克	仙鹤草	50克
防风	10克						

上方加水800mL，煎至200mL，温服，共7剂。

二诊（2023 年 6 月 6 日）

刻下症见： 症状无改善。

处方： 新加升降散加减

姜僵蚕 10 克	蝉蜕 5 克	姜黄 10 克	大黄 5 克
连翘 10 克	桔梗 10 克	淡豆豉 10 克	栀子 10 克
仙鹤草 80 克	青蒿^{后下} 30 克	地骨皮 15 克	牡丹皮 10 克

上方加水 800mL，煎至 200mL，温服，共 7 剂。

三诊（2023 年 6 月 13 日）、四诊（2023 年 6 月 21 日）

刻下症见： 汗出明显好转，潮热改善。

舌脉： 同前。

处方： 守上方，加 30 克生石膏。

煎服法同前，共 14 剂。

2023 年 7 月 5 日随访： 患者诉无异常汗出及发热症状。

临证体会

产后汗出包括产后自汗和产后盗汗两种。产妇于产后出现涔涔汗出，持续不止，称为"产后自汗"；若寐中汗出湿衣，醒来即止，称为"产后盗汗"。自汗、盗汗均以在产褥期汗出过多、日久不止为特征，统称之产后汗证。《金匮要略》"新产血虚，多汗出，喜中风，故令病痉"是对产后汗出病机及表现的最早记载。《诸病源候论》"产后汗出不止候"是指产时伤血致"阴气虚而阳气加之"。《校注妇人良方》提出"产后自汗、盗汗"之病名，根据产后亡血伤津，气随血伤的病理特点，认为产后自汗、盗汗均可用补阴血兼益阳气之法治疗。后世医家大多认为该病病机为产后耗气伤血，气虚阳气不固，阴虚内热迫汗外出，故多以补益气血、滋阴敛汗为治则来治疗。

初诊时，患者以潮热、盗汗为特点，伴有心悸，舌红，考虑为阴虚火旺之证，投用清经散清热滋阴降火，又加龙骨、牡蛎收敛固涩止汗，防风固表，再加大剂量仙鹤草。仙鹤草味涩收敛，具有止血、止痢的功效，取其止汗之功。

二诊时，患者诉症状无改善，与预期效果不一致，经详细追问病情得知，患者产后住在月子中心，大量进补，再仔细观其舌脉象，考虑内有郁热，迫汗外出，故用新加升降散清热除烦，宣发郁热。新加升降散是国医大师李士懋在升降散的基础上，加淡豆豉、栀子、连翘、薄荷所创的经验方。他称升降散为"火郁发之"的代表方：僵蚕为君，气薄，轻浮而升，能清热解郁；蝉蜕为臣，能祛风胜湿，涤热解毒；姜黄为佐，大寒苦平，喜祛邪伐恶，利肝胆而散郁；大黄为使，味苦而大寒，力猛善走能直达下焦，深入血分可上下通行，泻火解毒。四药相伍，寒温并用，升降相因，宣通三焦，条达气血，使周身气血通畅，则火郁之邪可得宣泄疏发。该患者产时耗伤气血，气虚无力，影响气机的升降出入运动，气本属阳，久郁则化火。腠理调节失常，以致津液外泄，故用僵蚕、蝉蜕、姜黄清宣郁热。汗出以胸部以上部位为主，可知郁热主要在上焦。"治上焦如羽"，多用轻清升浮之品，栀子、淡豆豉、桔梗、连翘既可清热除烦，又能透邪外出。牡丹皮、青蒿、地骨皮滋阴清热，仙鹤草收敛止汗。

三诊时，患者诉汗出明显改善，可知药已中的，故守方微调整，最终痊愈。

"火郁发之"出自《素问·六元正纪大论》。王冰注："火郁发之，谓汗令疏散也。""火郁"指热邪郁而内伏；"发"指发泄、发散。火郁之证的典型脉象为沉而数，加上一两个火郁的表现，如汗出、烦热等。火郁之证主要由气机阻遏导致，"气有余便是火"。气郁病因可分为邪气所郁、七情所伤、饮食劳倦损伤脾胃、升降失司。"发之"为其治则，应以"清透"为主，且需灵活变法。"清透"二字，"清"为清热，"透"为透郁。正如张景岳所云："如开其窗、揭其被，皆谓之发。"灵活变法则可根据火热之势、火热之位、火热之因等因势利导，散邪外出，顺应阳气性喜升腾、恶遏伏之性及内郁火热"上炎下传"之势。一方面，顺应郁闭于内的火热之邪上扰之势，向上、向外升散透发邪气郁热；另一方面，顺应郁火自上而下的疾病传变趋势，向下、向内降泄郁火，导热下行。

初诊时按照惯性思维以滋阴清热为法，未能取效，及时调整治疗思路后获良效。由此可见，临证治疗，不能固守旧思维，而要以辨证论治为治疗准则。

（邓文婷、林杏娟、孟繁甦／整理）

清热滋阴疏肝法治疗绝经前后诸证伴不寐案

患者陈某，女性，48 岁。

患者 1 年多前出现睡眠差，伴有烘热汗出明显，遂至我院门诊就诊。

初诊（2021 年 10 月 19 日）

月经史： 已停经 1 年多。

刻下症见： 睡眠差，容易发脾气，心慌。烘热汗出明显，每天 6 ~ 7 次。胸前痛，口干口苦，大便不顺畅。恶风，风吹后怕冷。

舌脉： 舌红，苔稍黄腻，脉沉弱。

西医诊断： 围绝经期综合征

中医诊断： 绝经前后诸证；不寐

证型： 肾阴虚证

治法： 清热滋阴，佐以舒肝。

处方：

地骨皮 15 克	牡丹皮 10 克	生地黄 20 克	白芍 10 克
黄柏 10 克	知母 10 克	麦冬 15 克	五味子 5 克
栀子 10 克	黄芩 10 克	桑叶 10 克	菊花 15 克
淡豆豉 10 克	青蒿 25 克	石决明^{先煎}30 克	

上方加水 800mL，煎至 200mL，温服，共 7 剂。

二诊（2021 年 10 月 26 日）

月经史： 已停经 1 年多。

刻下症见：睡眠差稍好转，心慌缓解。烘热汗出仍明显，但减至每天约4次。无胸前痛，口干口苦减轻，大便稍顺畅。仍恶风，风吹后怕冷。

舌脉：舌淡红，苔白，脉沉弱。

处方：

地骨皮 15 克	牡丹皮 15 克	生地黄 20 克	白芍 15 克
黄柏 10 克	知母 10 克	麦冬 15 克	菊花 15 克
栀子 10 克	黄芩 10 克	桑叶 10 克	青蒿 25 克
淡豆豉 10 克	石决明^{先煎}30 克		

上方加水 800mL，煎至 200mL，温服，共 7 剂。

三诊（2021 年 11 月 3 日）

刻下症见：整体情况改善。易哭，常生气。烘热汗出仍明显，每天约 4 次。

舌脉：舌淡红，苔白，脉沉弱。

处方：上方去石决明，加合欢皮 15 克、百合 15 克。

煎服法同前，共 7 剂。

四诊（2021 年 11 月 10 日）

刻下症见：整体情况进一步改善，情绪稳定。烘热汗出仍明显，每天约 4 次。

舌脉：舌淡红，苔白，脉沉弱。

处方：上方加桔梗 10 克、玄参 15 克。

煎服法同前，共 7 剂。

临证体会

"绝经前后诸证"为中医病名，西医称之为"围绝经期综合征"，是指女性绝经前后，因月经紊乱或绝经，出现阵发性烘热汗出、五心烦热、烦躁易怒、情绪不稳、头晕耳鸣、心悸失眠、面浮肢肿、皮肤有蚁行感等症状。这些症状往往参差出现，轻重不一，持续时间或长或短，短者仅数月，长者迁延数年。《素问·上古天真论》"七七任脉虚，太冲脉衰少，天癸竭"，说明49岁左右正是妇女冲、任脉功能衰退的一个过渡时期，机体阴阳失衡。

初诊时，患者睡眠差，以烘热汗出明显为主证，心慌，易怒，胸前痛，口干口苦，大便难解，考虑其年近五旬，冲任不足，肾阴亏虚，水不涵木，肝阳上亢，阴虚阳亢，肝火内迫，而见烘热汗出；肝火上盛则急躁易怒；肾水亏于下，不能上济心火，心阳独亢，则心慌、睡眠差；热郁胸膈而未解，故见胸前痛；阴虚内热，津亏内燥，上见口干口苦，下见大便难解；舌红、苔稍黄腻、脉沉弱为阴虚阳亢之象。辨为肾阴虚证，属阴虚肝旺型，以肾阴虚为本。治以清热滋阴为主，佐以舒肝。因患者年近五旬，冲任不足，方药以《金匮要略》胶艾汤去阿胶、艾叶、甘草三味；热象明显，则去动血伤阴之当归、川芎；阴分伏热，则加地骨皮、牡丹皮，地骨皮性甘淡寒，清热而育阴，牡丹皮辛苦微寒，善通血脉之热结，合生地黄、白芍清热滋阴养血；烘热汗出明显，属阴虚阳亢，水不涵木，肝火上逆，气郁化火，阳气迫汗外出，清肝泻肝则汗自止；重用青蒿入肝经清虚热，合黄柏、知母入肾经滋阴降火；以黄芩清肝热，以轻清之桑叶、菊花清热平肝，石决明质重而潜阳；胸前痛、睡眠差，用栀子豉汤清热除烦，宣发郁热；阴虚内热，津亏内燥，以麦冬、五味子养阴生津宁心。

二诊时，患者夜寐较前转安，心慌缓解，烘热汗出减至每天约4次，无胸前痛，口干口苦减轻，大便较前顺畅，故去性温之五味子，加重牡丹皮、白芍用量，牡丹皮清热凉血，白芍平肝养血、敛阴止汗。

三诊时，患者整体情况改善，但易哭、常生气，故去石决明，加合欢皮解郁安神、百合清心养阴，合生地黄取《金匮要略》百合地黄汤之意。

四诊时，患者整体情况进一步改善，情绪稳定，故加桔梗开宣肺气、玄参滋养肾阴。

（王滢、林杏娟、孟繁甦／整理）

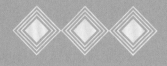

新冠病毒感染相关及其后遗症

新冠病毒感染后不寐案

患者陈某，女性，42岁。

患者2022年10月25日感染新冠病毒后开始出现睡眠差，自行间断口服唑吡坦、奥氮平片，疗效一般。1个月前睡眠差再发并加重，伴双下肢乏力，遂至我院门诊就诊。

2022年发现子宫腺肌症（具体情况不详）。

初诊（2023年1月17日）

刻下症见： 睡眠差，入睡困难，甚则整夜不能睡，入睡后有做梦。双下肢乏力。纳可，大便黏滞。

月经史： 末次月经：2023年1月3日。经期7天，血块多，有痛经。

舌脉： 舌淡暗红，苔薄白，脉弦细。

西医诊断： 睡眠障碍

中医诊断： 不寐

证型： 少阳瘀血证

治法： 和解少阳，活血化瘀。

处方： 小柴胡汤合桂枝茯苓丸加减

北柴胡 10克	黄芩片 10克	法半夏 10克	龙骨^{先煎} 30克
牡蛎^{先煎} 30克	郁金 10克	桂枝 10克	茯苓 30克
牡丹皮 10克	赤芍 10克	石菖蒲 15克	

上方加水800mL，煎至400mL，温服，共7剂。

二诊（2023年2月8日）

刻下症见： 服药期间睡眠改善，停药后再发。睡眠差，入睡困难，做梦。双下肢乏力。小腹冷。

舌脉： 舌淡暗红，苔薄白，脉弦细。

处方： 逍遥散合六味地黄丸加减

当归	10克	白芍	10克	北柴胡	10克	白术	10克
茯苓	15克	炙甘草	10克	地黄	10克	山茱萸	5克
枸杞子	10克	山药	30克	制何首乌	10克	龙眼肉	10克
法半夏	10克	蒸陈皮	5克	龙骨^{先煎}	30克	牡蛎^{先煎}	30克

上方加水800mL，煎至400mL，温服，共7剂。

配合灸法治疗。

三诊（2023年2月19日）

刻下症见： 诸症改善，睡眠好。双手麻木，晨起口苦。

舌脉： 舌淡暗红，苔薄白，脉弦细。

处方： 逍遥散合六味地黄丸加减

当归	10克	白芍	10克	北柴胡	10克	白术	10克
茯苓	15克	枸杞子	10克	山药	30克	制何首乌	10克
龙骨^{先煎}	30克	牡蛎^{先煎}	30克	桑枝	10克	羌活	5克
独活	5克						

上方加水800mL，煎至400mL，温服，共7剂。

临证体会

人体被新冠病毒侵袭后，正气足者与外邪斗争，往往表现为持续数天的发热恶寒、咳嗽咯痰、胸闷胸痛等。经过中西药退热止咳治疗，似乎已痊愈，然而并没有这么简单。患者在恢复期虽然呼吸道感染等症状几近消退，却往往出现疲倦乏力、记忆力下降、纳差，有相当一部分人出现了睡眠障碍，既往有失眠病史的人群再发可能性大，新发者也不在少数。从疾病的发生发展过程来看，此时邪气可能仍存，而正气虚弱、无力抗争，六经辨证可考虑介乎阴阳之间、表里之间的少阳证。

本案患者为新冠病毒感染后出现睡眠障碍的中年女性，舌淡暗红，苔薄白，脉弦细。少阳病的治疗关键在于郁和火，患者以郁为主，气郁，气血运行不利，而见脉体较细；气郁久则容易化火，舌淡暗红，无口干苦，纳可，说明气郁程度不深；三焦主决渎，三焦气郁则易生痰、湿、饮，可见大便黏滞；《十问歌》云"妇女尤必问经期"，月经血块多、有痛经，结合舌质有暗，提示瘀血。当以和解少阳枢机、理气解郁、活血化瘀为法，佐以安神之品，方拟小柴胡汤合桂枝茯苓丸加减：北柴胡、黄芩相配，解郁疏肝；法半夏、石菖蒲辛温，助北柴胡开表解郁，又能燥湿化痰；龙骨、牡蛎重镇安神；桂枝温经散寒，活血通络；茯苓益气健脾养心；牡丹皮、赤芍活血化瘀；郁金兼能行气解郁。

二诊时，患者诉服药期间睡眠改善，停药后再发，有小腹冷。临证时，对于新患者，初诊可"投石问路"，有效即证明思路正确，可据此继续发挥。患者舌脉同前，当继续治以疏肝理气解郁之法。月经将净，有小腹冷，此时的生理特点为"经净后血海空虚"，不能继续宣发疏泄，而需以滋补肝肾、健脾为要务，故方拟逍遥散合六味地黄丸加减，佐以养心安神之品，配合中医外治法艾灸以温经通络、温阳补虚。

三诊时，患者症状继续好转，新发双手麻木、晨起口苦。予二诊方加减，去炙甘草、地黄、山茱萸、龙眼肉、陈皮、法半夏，以防温补太过滋腻碍胃，加桑枝、羌活、独活通利关节除痹。

临床上遇到许多女性患者，均诉感染新冠病毒时正值经期。《伤寒论》第97条"血弱气尽，腠理开，邪气因入"，提示女性在月经期更要做好防护。对于女性患者的诊治尤重月经史，要顾及月经期，采用不同的用药思路。

（王滢、孟繁甦／整理）

小柴胡汤合新加升降散加减治疗
新冠病毒感染后不寐案

患者高某，男性，20 岁。

患者于 2022 年 12 月中旬感染新冠病毒，当时有发热，最高体温 38.4℃，咳嗽、咽痛。后出现睡眠差，前医予小柴胡汤合桂枝茯苓丸加减，佐以养心安神之品，服用 7 剂后无明显改善；再予四逆散类方，加坦度螺酮胶囊（口服，每日三次，每次 10mg）、阿戈美拉汀片（口服，每晚一次，每次 1 片），配合耳穴压豆，服用 7 剂后症状仍持续。

初诊（2023 年 1 月 15 日）

刻下症见：睡眠差，入睡困难，睡后易醒，偶尔做梦。心情烦躁，情绪低落。纳可，二便正常。

舌脉：舌偏红，苔少，脉沉细。

西医诊断：睡眠障碍

中医诊断：不寐

证型：少阳郁热证

治法：和解少阳，清解郁热。

处方：小柴胡汤合新加升降散加减

北柴胡　10 克	黄芩片 10 克	法半夏 10 克	龙骨^{先煎}30 克
牡蛎^{先煎}　30 克	郁金　10 克	石菖蒲 15 克	姜僵蚕 10 克
蝉蜕　　5 克	淡豆豉 10 克	栀子　10 克	蜡梅花 10 克
珍珠母^{先煎}30 克			

上方加水 800mL，煎至 400mL，温服，共 7 剂。

二诊（2023 年 1 月 29 日）

刻下症见： 睡眠好转。

舌脉： 同前。

处方： 上方去栀子，减石菖蒲至 10 克，加石决明（先煎）20 克、钩藤（后下）15 克、菊花 10 克。

煎服法同前，共 7 剂。

三诊（2023 年 2 月 5 日）

刻下症见： 睡眠进一步好转，稍有口苦。

处方： 上方加黄连 3 克。

煎服法同前，共 7 剂。

四诊（2023 年 2 月 12 日）

刻下症见： 睡眠好转。

处方： 守上方。

煎服法同前，共 3 剂。

后续给予柴胡疏肝颗粒以巩固疗效。

临证体会

经新冠病毒感染治疗后，患者仍有多种多样的临床表现，其中睡眠障碍、焦虑、抑郁发生率明显较高。本案患者是在读大学生，在新冠病毒感染导致的发热、咳嗽等症状得到控制后，明显症状为睡眠质量差。

不寐的病位主要在心，病机为肝气不畅，扰动心神，故治疗在养心安神的基础上疏解郁滞，以调畅少阳气机为根本。

《辨证录·不寐门》指出：气郁久后则肝气不舒，必耗损肝血，不能上养于心；肝失疏泄导致气机失调后，心主行血的功能也受到影响，心神失于心血的滋养，久则不寐。肝属木、心属火，二者如母子相连，肝主藏血，心主行血，白天机体活动时使血循于诸经，夜半时则血归于肝，动静相关，昼夜相依，相反相成。不寐的发生与肝息息相关，又因少阳与肝相表里，二者对不寐的发病有重要影响。肝藏血，主疏泄，罢极之本。肝主调畅一身之气机，气机运行通畅，则机体调和，各项功能发挥正常。肝主藏血，根据人体的需要濡养各脏腑，维持脏腑功能，濡养神魂，使其得以安宁。因此，肝是人体调节脏腑气血运行，维持人体生命活动的基础。

少阳主枢，为少火，属游部，不能长期停留，必须流通畅达，全身阴阳出入、气机升降才得以正常发挥。当少阳枢机不利时，气机不能条达，必影响与其所属表里关系的肝，肝气郁滞可郁怒化火，上扰心神，还可耗损阴血，影响肝主藏血功能，肝魂需依靠肝血滋养才能安宁。肝魂不安还可引发多梦、易惊等症状，三焦津气通行不畅，也易停滞中焦酿生为痰，痰扰心神而不寐。《素问·刺热》曰："肝热病者，小便先黄，腹痛多卧，身热。热争则狂言及惊，胁满痛，手足躁，不得安卧。"小柴胡汤、柴胡加龙骨牡蛎汤加减是临床常用方，本案合用新加升降散意在宣透郁热，通达表里三焦之气机。

（孟繁甦／整理）

天麻钩藤饮加减治疗新冠病毒感染后不寐并头痛案

患者陆某，女性，50 岁。

患者自 2022 年感染新冠病毒后开始出现下午头胀痛，影响睡眠，需服用安眠药唑吡坦入睡。近半个月睡眠差再发。

初诊（2023 年 12 月 8 日）

刻下症见： 下午头胀痛，影响睡眠。入睡困难，睡后易醒，醒后难再睡，伴多梦、潮热、心烦气躁。无明显汗出，无口干口苦，无反酸烧心，无打鼾。月经不规律，纳可，二便调。

舌脉： 舌红，苔黄腻，脉沉。

西医诊断： 睡眠障碍

中医诊断： 不寐

证型： 阴虚阳亢证

治法： 滋阴清热，平肝安神。

处方： 天麻钩藤饮加减

天麻	10 克	钩藤后下	30 克	石决明	30 克	栀子	10 克
黄芩片	15 克	牛膝	10 克	盐杜仲	10 克	四制益母草	30 克
桑寄生	15 克	茯神	10 克	百合	10 克	郁金	20 克
川芎	30 克	姜僵蚕	10 克				

上方加水 600mL，煎至 400mL，温服，共 7 剂。

二诊（2023 年 12 月 15 日）

刻下症见：睡眠好转，有睡意，无头痛，偶伴潮热，潮热情况减轻，记忆力下降。纳可，二便调。

舌脉：舌红，苔黄腻，脉沉弱。

处方：上方去益母草、姜僵蚕，加地黄 20 克。

煎服法同前，共 7 剂。

三诊（2023 年 12 月 22 日）

刻下症见：睡眠好转。

舌脉：同前。

处方：上方去茯神，减钩藤 15 克，加徐长卿 10 克。

煎服法同前，共 7 剂。

四诊（2023 年 12 月 29 日）

刻下症见：睡眠好转，已 4 天未服用安眠药。自诉昨日头痛。纳可，二便调。

舌脉：同前。

处方：上方去徐长卿，减黄芩 5 克，加钩藤（后下）15 克、牛膝 5 克、醋香附 10 克。

煎服法同前，共 7 剂。

五诊（2024 年 1 月 5 日）

刻下症见：睡眠基本正常，未再服用安眠药。头痛轻微。

舌脉：同前。

处方：效不更方。

临证体会

本案患者为中年女性，感染新冠病毒后出现失眠，源于疫毒伤阴，损伤正气，阴阳失调，气血不和，而心神失养，发为不寐。患者正值围绝经期，肝肾阴虚，阴不制阳，则呈失眠、头胀痛、潮热、心烦气躁等阴虚阳亢之象，结合其形体偏瘦，四诊合参，辨为阴虚阳亢证，方选天麻钩藤饮加减。

天麻钩藤饮主治高血压头痛、眩晕、失眠。方中以天麻、钩藤、石决明平肝降逆，栀子、黄芩清热降火，牛膝、桑寄生、杜仲、益母草活血补肝肾，滋肾以平肝之逆，夜交藤、茯神以养心安神。全方可平肝降逆，为治疗肝厥头痛、眩晕、失眠之良剂。

初诊时，患者苦失眠已久，故加川芎、姜僵蚕，以增活血通络止痛之力；考虑热性病后余热未清，阴虚阳亢，以致失眠、心烦气躁、头胀痛，则去夜交藤，加百合、郁金解郁止痛、清心安神。

二诊时，患者睡眠好转，无头痛，故去活血止痛之益母草、姜僵蚕；考虑仍有潮热，则加地黄以增滋肾清热之力。

三诊时，患者诸症好转，故守上方加减，减清热平肝之钩藤、去安神之茯神，加徐长卿活血止痛。

四诊时，患者睡眠持续好转，已停用安眠药4天，诉昨日有头痛，故守上方加减，加平肝止痛之钩藤、香附和滋补肝肾之牛膝，减清热之黄芩，去活血止痛之徐长卿。

五诊时，患者睡眠基本正常，未再服用安眠药，故续予上方巩固疗效，共奏调肝安神、活血止痛、滋阴补肾之功。

（邹雨明、孟繁甦／整理）

黄连温胆汤加减治疗新冠病毒感染后不寐案

患者徐某，女性，57 岁。

患者自 2022 年 12 月感染新冠病毒后出现睡眠差，睡眠时间明显缩短，伴夜间身热汗出，纳食减少，遂至我院门诊就诊。

初诊（2023 年 2 月 21 日）

刻下症见： 睡眠差，入睡尚可，睡后易醒，醒后难再睡，平均每夜睡 2 小时，伴心烦、夜间身热汗出。无口干口苦，纳欠佳，食欲下降，二便正常。

舌脉： 舌红，苔黄腻厚，脉沉滑数。

西医诊断： 睡眠障碍

中医诊断： 不寐

证型： 痰热内扰证

治法： 清热化痰，和中安神。

处方： 黄连温胆汤加减

黄连	10 克	法半夏	15 克	茯苓	20 克	陈皮	10 克
麸炒枳实	10 克	竹茹	15 克	郁金	10 克	远志	15 克
醋延胡索	20 克	旋覆花	10 克	蒺藜	10 克	龙骨先煎	30 克
牡蛎先煎	30 克	黄芩	10 克	北柴胡	10 克	甘草	10 克

上方加水 800mL，煎至 200mL，温服，共 7 剂。

嘱患者清淡饮食。

二诊（2023 年 3 月 1 日）

刻下症见：睡眠差、心烦较前好转，夜间汗出减少，纳食较前改善，心情稍平静。

舌脉：舌红，苔黄腻厚，脉沉弱。

处方：黄连温胆汤加减

黄连	5 克	法半夏	15 克	茯苓	20 克	陈皮	5 克
麸炒枳实	10 克	竹茹	15 克	郁金	20 克	远志	5 克
地骨皮	20 克	胆南星	15 克	青蒿	10 克	龙骨^{先煎}	30 克
牡蛎^{先煎}	30 克	黄芩	10 克	牡丹皮	15 克	甘草	10 克
肉桂^{后下}	3 克						

上方加水 800mL，煎至 200mL，温服，共 7 剂。

三诊（2023 年 3 月 7 日）

刻下症见：睡眠持续好转，心情平静，余症减轻。

舌脉：舌红，苔黄腻厚，脉沉弱。

处方：黄连温胆汤加减

黄连	10 克	法半夏	15 克	茯苓	20 克	陈皮	5 克
麸炒枳实	10 克	竹茹	15 克	郁金	20 克	地骨皮	20 克
青蒿	30 克	龙骨^{先煎}	30 克	牡蛎^{先煎}	30 克	黄芩	10 克
牡丹皮	15 克	蜡梅花	10 克	肉桂^{后下}	3 克	钩藤^{后下}	15 克

上方加水 800mL，煎至 200mL，温服，共 7 剂。

临证体会

本病属于不寐，证属痰热内扰，致心神不安。患者在感染新冠病毒后出现此病。新冠病毒感染属于中医学"瘟疫"范畴。《温疫论》云："疫邪已退，脉证俱平，但元气未复，或因梳洗沐浴，或因多言妄动，遂至发热，前证复起，惟脉不沉实为辨，此谓劳复。"瘥后劳力、劳神皆易复病。患者感染外邪，正气受损，来诊时正值恢复期，邪气留恋，元气未复。新冠病毒使寒湿闭表，郁里化热，邪气趁虚入于阴分、血分。邪气扰动心脑，则导致失眠、易醒、心烦等表现；邪气扰动脾胃，则导致纳呆等表现。脾胃受损，运化功能失调，水液不运，聚湿为痰，酿生痰热，痰热上扰，心神不安，则不寐、心烦。舌红，苔黄腻厚，脉沉滑数，均为痰热之象。

初诊方中，黄连清热除烦，法半夏、陈皮燥湿化痰，茯苓健脾化痰、宁心安神，枳实行气祛痰，竹茹清热化痰，郁金、蒺藜清心疏肝解郁，黄芩清热，北柴胡养心除烦，远志安神定志，醋延胡索行气活血，旋覆花疏肝通络，龙骨、牡蛎重镇安神，甘草调和诸药。《素问·热论》有"病热少愈，食肉则复，多食则遗，此其禁也"，故嘱患者清淡饮食。

二诊时，患者症状好转，考虑其正值新冠病毒感染后恢复期，温邪伤阴，阳气不足，阳虚瘀阻，故减少苦寒药物黄连的量，增加肉桂补火助阳，地骨皮、青蒿清虚热、生津液，牡丹皮清热活血祛瘀，胆南星增强化痰之效。

三诊时，患者症状持续好转，情绪平稳，故在前方基础上加用蜡梅花开胃散郁生津、钩藤增强平肝之效。全诊共奏清热化痰、和中安神兼活血化瘀之功，则不寐愈。

（陈冰冰、孟繁甦／整理）

苓桂术甘汤加减治疗新冠病毒感染后头晕案

患者俞某，男性，60岁。

患者自2022年12月感染新冠病毒后开始出现头晕，伴恶心欲呕、胸闷。2023年1月在湘潭县某医院住院治疗，症状稍微好转。同年3月头晕、恶心呕吐再次发作，双下肢酸软乏力，不能站立，无耳鸣。前往中山市某医院就诊，予氟桂利嗪等治疗。现因头晕反复发作难愈，遂至我院门诊就诊。

初诊（2023年4月18日）

刻下症见： 头晕，伴恶心欲呕。双下肢酸软乏力，不能站立，无耳鸣。胃胀痛不适，无反酸，无肠鸣。无口干口苦，纳差。轻微打鼾。

舌脉： 舌红，苔薄白，脉沉。

辅助检查： 未提示耳石症。建议行脑部平扫及MR。

西医诊断： 头晕

中医诊断： 眩晕

证型： 表闭水停证

处方： 苓桂术甘汤合五苓散加减

茯苓50克	桂枝15克	白术　10克	炙甘草10克
泽泻10克	防风10克	炒白芍10克	猪苓　10克
生姜10克			

上方加水800mL，煎至400mL，温服，共7剂。

二诊（2023 年 4 月 29 日）

刻下症见： 症状好转，头晕减轻，无恶心欲呕、无胸闷，可正常行走。乏力。无胃胀痛。

舌脉： 舌红，少苔，脉沉。

处方： 上方加葛根 45 克、钩藤 15 克、川牛膝 10 克。

煎服法同前，共 7 剂。

三诊（2023 年 5 月 16 日）

刻下症见： 服药期间无头晕、乏力减轻，停药后腹胀。

舌脉： 舌红有裂纹，少苔，脉沉。

处方： 小柴胡合大青龙汤加减

北柴胡 10 克	黄芩片 10 克	法半夏 10 克	党参 10 克
炙甘草 10 克	生姜 10 克	黑枣 15 克	桔梗 15 克
生石膏 50 克	青蒿 15 克	麻黄 10 克	桂枝 10 克
燀苦杏仁 10 克			

上方加水 800mL，煎至 400mL，温服，共 7 剂。

四诊（2023 年 5 月 31 日）

刻下症见： 无头晕，无腹胀。

处方： 上方去石膏、麻黄、青蒿、杏仁。

煎服法同前，共 5 剂。

临证体会

苓桂术甘汤在《伤寒论》太阳病篇和《金匮要略》痰饮咳嗽病篇提及。《伤寒论》第 67 条："伤寒，若吐、若下后，心下逆满，气上冲胸，起则头眩，脉沉紧，发汗则动经，身为振振摇者，茯苓桂枝白术甘草汤主之"；《金匮要略》："心下有痰饮，胸胁支满，目眩，苓桂术甘汤主之。"前者是阳虚外邪陷于胸中引起，后者是阳虚水饮内停所致。两者虽病因不同，但病机皆为阳虚致水气上逆。水气上逆到不同部位会有不同表现：水气犯胃，则胃部胀满；水气停胸，则胸中憋闷；水停于肺，则咳嗽气促；水气往上，蒙蔽清阳，则口、鼻、耳失司，头晕目眩，动则加重。

苓桂类方皆治阳虚水停之证，但病位不同则侧重点不一样。若心脾阳虚，水气上逆表现为心悸，选苓桂术甘汤；若脾阳虚，水停于肠胃表现为"水吐""水泻"，选苓桂姜甘汤；若心阳虚，寒水下动，选苓桂枣甘汤；若脾肾阳虚，水气停聚于下，选苓桂甘姜汤；若脾肾阳虚，水气上逆，选五苓散。

本案患者在感染新冠病毒后出现头晕，伴恶心欲呕、胸闷、双下肢乏力症状，考虑为寒邪侵体，正不胜邪，寒邪内侵，脾肾逐渐阳虚；脾肾阳虚，水饮积聚肠胃，表现为恶心欲呕、胃胀不适，积聚下焦，表现为双下肢乏力；水气上逆，陷于胸中，则胸闷，继续上逆蒙蔽清阳，则头晕。故用苓桂术甘汤合五苓散加减温补脾肾阳，化气利水。方中，茯苓、猪苓既健脾益气，又利湿化饮，桂枝、生姜温阳化饮；白术为佐药，健脾祛湿，脾气健则水湿得运；甘草为使药，调药和中；防风散寒祛风，解表风寒之邪；白芍收敛，防止阳气补益过度。患者服用两周后无头晕、乏力减轻，腹胀明显，观其舌红有裂纹、少苔，考虑表邪内陷，内有郁热，故用小柴胡合大青龙汤加减。

（邓文婷、孟繁甦／整理）

三仁汤加减治疗新冠病毒感染后不寐并胸闷案

患者梁某某，女性，54岁。

患者自2022年12月17日感染新冠病毒后出现心前区不适、乏力、胸闷，睡眠差加重，服用安眠药（舒乐安定片、佐匹克隆片）后胸闷未缓解，睡眠质量仍不佳，遂至我院门诊就诊。

既往曾行心脏射频消融术。

初诊（2023年2月16日）

刻下症见： 睡眠差，常在凌晨一两点醒，醒后可再睡。心前区不适，乏力，胸闷，无咳嗽。纳可，大便正常。双上肢麻痹、怕冷，汗出正常。

月经史： 已停经三四年。

舌脉： 舌淡暗，苔黄腻稍厚，左脉沉弱、右脉沉稍滑。

辅助检查： 查心梗2项、心脏彩超、心电图，未见明显异常。

西医诊断： 睡眠障碍

中医诊断： 不寐

证型： 湿热证

治法： 清热利湿。

处方： 三仁汤加减

燀苦杏仁 10克	滑石^{包煎}20克	通草 10克	豆蔻^{后下}10克
淡竹叶 10克	姜厚朴 10克	薏苡仁 30克	法半夏 10克
广藿香^{后下}20克	佩兰 20克	蒸陈皮 5克	鸡蛋花 10克

上方加水800mL，煎至400mL，温服，共7剂。

二诊（2023 年 2 月 22 日）

刻下症见： 心前区不适、乏力、胸闷均减轻。

舌脉： 舌淡暗，苔白腻厚，脉沉较前有力。

处方： 上方法半夏改为清半夏 10 克，加白扁豆 20 克、青皮 10 克。
煎服法同前，共 7 剂。

三诊（2023 年 3 月 1 日）

刻下症见： 无心前区不适、乏力，胸闷减轻。恶风怕冷，两肩臂怕冷明显。潮热汗出，可湿透衣服。易醒，醒后难再睡。

舌脉： 舌淡暗，苔白腻厚，脉沉较前有力。

处方： 桂枝加龙骨牡蛎汤加减

桂枝　　10 克	黑枣　　15 克	生姜　　10 克	炙甘草 10 克
龙骨^{先煎} 30 克	牡蛎^{先煎} 30 克	地骨皮 15 克	牡丹皮 10 克
地黄　　20 克	黄柏　　5 克	知母　　5 克	麦冬　　15 克
炒白芍 10 克	合欢皮 10 克	蒸陈皮 5 克	糯稻根 30 克
浮小麦 30 克			

上方加水 800mL，煎至 400mL，温服，共 7 剂。

电话随访： 患者潮热汗出、睡眠较前明显好转，已停用安眠药。

临证体会

患者感染新冠病毒后开始出现心前区不适、乏力、胸闷，无咳嗽，伴有双上肢麻痹、怕冷；睡眠差，常在凌晨一两点醒，醒后可再睡，有服用安眠药（舒乐安定片、佐匹克隆片）；汗出正常。患者来门诊就诊时声低气怯，诉感染新冠病毒后虽已痊愈，但身体虚弱，于是自行食补，有红参、各种补汤等，身体却日渐虚弱、疲劳。考虑补益过度导致湿热内蕴，故嘱患者停止一切食补，饮食以清淡为主，以目前可以承受为度适当运动。治以清热利湿为主，方拟三仁汤加减。三仁汤是治脾胃湿热的代表方，方中杏仁、蔻仁（豆蔻）、薏苡仁三药以宣上、畅中、泄下三种方式发挥清热祛湿的作用。另加广藿香、佩兰、鸡蛋花芳香化湿，助力湿热祛除。

二诊时，患者症状明显减轻，提示首方有效，故守方微调整，将法半夏改为清半夏，加白扁豆、青皮健脾化湿、疏肝解郁。

三诊时，患者症状明显好转，结合其体质、年龄，治以调和营卫为主，方选桂枝加龙骨牡蛎汤加减。患者潮热汗出，考虑绝经后气血不和、阴虚内热，故酌加滋阴清热之品。

本案治疗关键是找到并祛除病因，治疗分两个阶段，先以清热利湿为主祛邪，邪去则以补益为主，最终得以收效。临床常见一些患者，自觉体虚，于是自行补益，不仅无效，反而加重病情，因此诊病时也要向患者适当宣教。

（王滢、孟繁甦／整理）

小柴胡加龙骨牡蛎汤加减治疗新冠病毒感染后气喘案

患者冯某，女性，53岁。

患者10余天前感染新冠病毒后出现气喘，遂至我院门诊就诊。

初诊（2023年6月14日）

刻下症见：气喘，胸中有气上冲，气短乏力，伴多汗，活动后明显，可湿透衣服。睡眠差，难入睡。稍有心慌，无发热恶寒、无咽痒咳嗽、无口干口苦、无心烦气躁。纳差，大便秘但不硬，排气无力，小便调。

月经史：已停经5年。

舌脉：舌淡暗水嫩胖，苔白厚，脉沉弱。

西医诊断：病毒性感冒

中医诊断：喘证

证型：少阳经气痞塞证

治法：和解少阳，补虚安神。

处方：小柴胡加龙骨牡蛎汤加减

北柴胡	10克	黄芩片	10克	法半夏	10克	党参	10克
桂枝	10克	龙骨^{先煎} 30克	牡蛎^{先煎} 30克	白芍	15克
桑白皮	10克	生姜	10克	浮石^{先煎} 30克	仙鹤草	30克
糯稻根	30克

北柴胡　10克　　黄芩片　10克　　法半夏 10克　　党参　　10克

桂枝　　10克　　龙骨^{先煎}30克　牡蛎^{先煎}30克　白芍　　15克

桑白皮 10克　　生姜　　10克　　浮石^{先煎}30克　仙鹤草 30克

糯稻根 30克

上方加水600mL，煎至400mL，温服，共5剂。

二诊（2023 年 6 月 19 日）

刻下症见：气喘、气短、心慌好转，胸中已无气上冲，稍能入睡，汗出减少一半，仍感疲劳。纳可，便秘，小便正常。

舌脉：舌淡暗水嫩胖，苔白厚，脉沉弱。

处方：上方去桂枝、桑白皮、生姜、浮石，加赤芍 15 克。

煎服法同前，共 7 剂。

三诊（2023 年 7 月 5 日）

刻下症见：气短、疲劳明显好转，汗出明显减少，无心慌、无气喘。纳眠可，二便调。

舌脉：舌淡暗水嫩胖络脉瘀血，苔白厚，左脉沉弦滑有力、右脉沉。

处方：上方去党参，加麸炒枳壳 10 克、郁李仁 15 克、玄参 15 克、丹参 15 克。

煎服法同前，共 7 剂。

临证体会

该患者为中年女性，感染新冠病毒后出现气喘，为邪毒伤正，余邪未清，气机不畅，少阳经气痞塞所致。《素问·阴阳离合论》云："太阳为开，阳明为阖，少阳为枢。"少阳经在二阳三阴之间，为气机运转之枢纽。少阳经气痞塞，则全身气血津液运转失常。气喘、失眠、纳差、便秘等症状，为少阳枢机不利所致，结合舌脉象，四诊合参，可辨为少阳经气痞塞证，方选小柴胡加龙骨牡蛎汤加减。

初诊时，因患者气喘、气短乏力，用北柴胡疏肝解郁、调畅气机，黄芩清热散邪，二药一升一降，调少阳之枢机；浮石、桑白皮泻肺平喘；纳差、胸中有气上冲，用桂枝平冲降逆，法半夏、生姜和胃降逆，党参、仙鹤草益气温阳补虚；汗出过多，用糯稻根、白芍养阴止汗；睡眠差，用龙骨、牡蛎重镇安神。全方共奏和解少阳、补虚安神之效。

二诊时，患者气喘、气短、心慌好转，故去桂枝、桑白皮、生姜、浮石减降逆平喘之力，加赤芍强清肝泻火之力以行大便。

三诊时，患者诸症好转，故守上方加减：疲劳明显好转，去益气补虚之党参；据舌脉象，加枳壳、郁李仁以下气利水，玄参、丹参以清热活血。辨证施治，以巩固疗效。

喘证最早见于《黄帝内经》，以喘促短气、呼吸困难，甚至张口抬肩、鼻翼扇动、不能平卧、口唇发绀为特征，多伴有慢性咳嗽、哮喘、肺痨、心悸等病史，遇外感、情志刺激、劳累而诱发。辨证当先辨虚实，实喘当辨外感内伤，虚喘当辨病位。应分清虚实邪正，积极治疗原发病，嘱患者平时慎风寒、调情志、忌烟酒，适当进行体育锻炼，不宜过度疲劳。

（邹雨明、孟繁甦／整理）

真武汤合独活寄生汤加减治疗新冠病毒感染后恶风畏寒案

患者李某，女性，56岁。

患者15年前小产后因吹空调过多开始出现恶风畏寒，5个月前感染新冠病毒后恶风畏寒加重，并出现后背、脚心冷症状，遂至我院门诊就诊。

初诊（2023年5月17日）

刻下症见： 恶风畏寒，怕吹空调、喜热。后背、脚心冷。纳可，无腹泻。

舌脉： 舌淡暗胖大，苔薄黄，脉沉弱。

西医诊断： 植物功能紊乱

中医诊断： 虚劳病

证型： 阳虚证

治法： 温阳利水，活血通络。

处方： 真武汤合独活寄生汤加减

桂枝 10克	黑顺片^{先煎}15克	黑枣 15克	生姜 10克
炙甘草 10克	炒白芍 10克	独活 10克	桑寄生15克
牛膝 15克	秦艽 10克	防风 10克	当归 10克
细辛 5克	盐杜仲 15克	广东海风藤30克	白术 10克
茯苓 15克			

上方加水800mL，煎至400mL，温服，共7剂。

二诊（2023年5月24日）

刻下症见： 脚心转热，后背不怕冷。仍不能吹空调，自觉有风。

处方： 上方加羌活10克、续断片10克、荆芥穗10克。

煎服法同前，共14剂。

三诊（2023 年 7 月 12 日）

刻下症见： 身体怕冷怕风较前好转。

处方： 上方去秦艽，加淫羊藿 15 克。

煎服法同前，共 14 剂。

临证体会

本案患者 15 年前小产后身体处于虚弱状态，营卫失和，腠理大开，恰时吹空调感受风寒之邪，寒邪内侵留于体内，故恶风畏寒、喜热。其感染新冠病毒后再次受寒，后背为阳，故先受邪，虚体阳虚，正气不能抵御寒邪，故怕冷。脚心冷是因虚体肾阳虚弱，内寒由生。寒主凝滞，血液运行不畅，导致末端肢体怕冷。观其舌脉象，舌淡暗胖大提示有血瘀及水湿停聚，故用真武汤合独活寄生汤加减，温阳利水、活血通络。方中，附子温壮肾阳，白术健脾燥湿，茯苓利水渗湿，生姜温散水气，白芍与桂枝配伍，调和营卫、温阳化气；独活、秦艽、防风、细辛祛风除湿、散寒止痛；杜仲、牛膝、桑寄生补肝肾、强筋骨、祛风湿；当归养血活血。诸药共奏温阳利水、活血通络之效。

二诊时，患者怕冷好转，仍怕风，故加羌活、荆芥穗散寒祛风，续断温阳益肾。

三诊时，患者怕冷怕风症状好转，故守方微调整。

本案使用合方治疗，效果显著。面对复杂的病情，在明确病因病机后，往往需要合方治疗。在《伤寒论》中也有很多合方，如表郁邪微时，可用桂枝麻黄各半汤、桂枝二麻黄一汤、桂枝二越婢一汤，它们是桂枝汤、麻黄汤、越婢汤互相合方。再如"伤寒六七日，发热，微恶寒……心下支结，外证未去者，柴胡桂枝汤主之"，发热、微恶寒表征未解，心下支结，为少阳证，即太阳少阳合病，用柴胡桂枝汤。还有治少阳阳明合病的大柴胡汤，治太阳阳明合病的厚朴七物汤，等等。经方是可以根据病证灵活合并和拆分的，故临床上要巧妙应用合方去治疗疾病。

（邓文婷、孟繁甦／整理）

新加升降散加减治疗新冠病毒感染后咽炎案

患者林某，女性，63岁。

患者自2022年12月感染新冠病毒后咽喉开始有异物感，无吞咽困难，伴有痰，晨起第一口痰色深，咽干，无咳嗽、咽痒等不适。曾多次在我院门诊就诊，严重时咯痰有血。2023年5月15日在我院做纤维喉镜检查提示：咽炎。同年6月21日在我院行鼻咽部、颈部MR提示：①鼻咽部未见明确异常；②空泡蝶鞍；③甲状腺右侧叶多发结节。既往予口服消炎药、中药治疗，症状未能改善，现又至我院门诊就诊。

初诊（2023年7月19日）

刻下症见：咽喉有异物感，无吞咽困难，伴有痰，晨起第一口痰色深，咽干，无咳嗽、咽痒等不适。平素怕热，活动后易汗出。入睡可，眠浅易醒，打鼾不严重。纳一般，大便正常。

舌脉：舌红，苔黄腻，脉沉滑有力。

西医诊断：咽炎

中医诊断：梅核气

证型：湿热郁肺证

治法：清透郁热，止咳化痰。

处方：新加升降散加减

姜僵蚕10克	蝉蜕　5克	竹茹10克	连翘　　10克
桔梗　15克	淡豆豉10克	栀子10克	燀苦杏仁10克
玄参　30克	桑白皮15克		

上方加水800mL，煎至200mL，温服，共7剂。

二诊（2023年7月21日）

刻下症见： 咽喉异物感减轻，咯痰情况同前。

处方： 效不更方。

患者此次复诊是在肛肠科，后续就诊未再诉咽喉异物感。

临证体会

本案患者因感染新冠病毒后咽喉出现异物感前来就诊。《诸病源候论》"脏腑冷热不调，气上下哽涩，结搏于喉间，吞吐不利，或塞，或痛，故言咽喉不利""咽中如炙肉脔者，此是胸膈痰结，与气相搏，逆上咽喉之间，结聚，状如炙肉之脔也"，描述了咽喉不利的病机，即脏腑气机失调引起痰气交结于咽喉之间。咽喉不利或咽喉异物感症状在中医学中称为"梅核气"，此病名首见于《南阳活人书》："梅核气……塞咽喉，如梅核絮样，咯不出，咽不下。"

结合患者曾感染过新冠病毒的病史及舌脉象，考虑为感染疫病后期，热邪内郁，病久损伤正气。患者平素怕热，活动后易汗出，可知其体质偏湿热，湿热之邪在体内停滞，郁久化热，热耗津液，炼液成痰，痰与热结，蕴结肺及咽喉。故用国医大师李士懋的经验方新加升降散加减治疗，以清透郁热。方中，僵蚕清解郁热、升阳散火；蝉蜕宣热疏表利咽；连翘清热解毒，增强僵蚕和蝉蜕宣泄郁热之力；桔梗宣肺利咽祛痰；桑白皮、竹茹清热化痰、泻热除烦；玄参养阴泻火。《临证指南医案·肺痹》提到："某（女），温邪，形寒，脘痹，肺气不通。治以苦辛。杏仁、栝蒌皮、郁金、山栀、苏梗、香豉。"故予淡豆豉合栀子、苦杏仁清宣郁热、宣通上焦，取其辛开苦降之功，使郁热出之有路。患者后续在肛肠科门诊就诊，诉咽喉异物感减轻，予前方治疗后未再诉咽喉异物感，可见辨证论治、选方精确的重要性。

（陈冰冰、孟繁甦／整理）

苓甘五味姜辛汤加减治疗新冠病毒感染后反复咳嗽案

患者赵某，女性，40岁。

患者自2022年12月14日感染新冠病毒后出现咳嗽，反复难愈，曾在他院诊治，服用金水宝、氯雷他定、氨茶碱片等药，效果一般，遂至我院门诊就诊。

既往发现甲状腺功能减退症（具体情况不详）。

初诊（2023年1月4日）

刻下症见： 反复咳嗽，以阵咳为主，咳痰，痰为白色。纳可，二便正常。

舌脉： 舌淡红，苔白腻厚，脉沉细弱。

西医诊断： 咳嗽

中医诊断： 咳嗽

证型： 寒饮停肺证

处方： 苓甘五味姜辛汤加减

茯苓 30克	炙甘草 10克	五味子 5克	干姜10克
细辛 5克	燀苦杏仁 10克	法半夏10克	桔梗 15克
蒸陈皮 5克	玄参 30克	瓜蒌皮10克	

上方加水800mL，煎至400mL，温服，共7剂。

二诊（2023年1月11日）

刻下症见： 夜间无咳嗽；日间阵发性咳嗽，咳时有痰，痰为白色。

舌脉： 同前。

处方： 上方去玄参，加荆芥穗5克、枳壳10克、佩兰15克、丹参10克。煎服法同前，共7剂。

三诊（2023 年 1 月 18 日）

刻下症见：睡眠差。夜间及日间皆无咳嗽。

处方：小柴胡汤加减

北柴胡 10 克	黄芩片 10 克	法半夏 10 克	龙骨^{先煎} 30 克
牡蛎^{先煎} 30 克	竹茹 10 克	蒸陈皮 5 克	甘草片 5 克
茯苓 30 克	黄连 5 克	钩藤^{后下} 15 克	甜叶菊 2 克
广藿香^{后下} 15 克	合欢皮 10 克		

上方加水 800mL，煎至 400mL，温服，共 7 剂。

临证体会

很多患者感染新冠病毒后会咳嗽不止，就像本案患者，感染新冠病毒后反复咳嗽一个月，服用许多西药仍无法治愈。《素问·咳论》云："五脏六腑皆令人咳。"咳嗽病因主要分为外感和内伤。该患者明显是外感所致，寒邪犯肺，造成肺失宣降，气机宣降失常，肺气上逆而咳嗽。寒邪袭内，阳气日渐不足，不能温化水液，聚湿成痰，则痰为白色。舌淡红、苔白腻厚皆为寒饮之邪停聚于肺的表现，故用苓甘五味姜辛汤加减温肺化饮。方中，干姜入肺经，擅长温化寒饮，为主药；细辛下可以温肾气，上可以宣肺气，其温散有助于增强干姜温化寒饮的散水作用；茯苓健脾渗湿，脾为生痰之源，故在干姜温化的基础上配以茯苓健脾；五味子收敛肺气，且能制干姜、细辛之温散，避免其发散太过、耗伤肺气；甘草调和诸药，并使全方缓慢而持久地发挥作用；杏仁、桔梗降气止咳；陈皮、法半夏、瓜蒌理气化痰；玄参滋肺阴，加强补肺作用。患者服用一周后夜间咳嗽症状改善，故二诊守上方，加荆芥穗、佩兰、枳壳理气解表，丹参化瘀。患者再服用一周已无咳嗽症状。

苓甘五味姜辛汤和小青龙汤皆治寒咳，同含干姜、细辛、五味子、甘草；区别在于小青龙汤含有解表药麻黄、桂枝、白芍，主治表寒内饮之咳嗽，苓甘五味姜辛汤则用茯苓加强化痰之效，两者侧重点不一样。

（邓文婷、孟繁甦／整理）

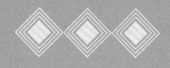

杂病

苓甘五味姜辛汤加减治疗咳嗽案

患者马某，女性，34 岁。

患者因近 5 年反复咳嗽来诊。

初诊（2023 年 2 月 8 日）

刻下症见： 反复咳嗽，少痰，季节变化时明显，伴有干呕。气短乏力，无胸痛、胸闷、气促，无心悸、心慌，无流涕鼻塞，无头痛、头晕，无恶寒发热。纳眠可，大便烂，小便正常。

舌脉： 舌淡胖大，苔薄白，脉沉弱。

西医诊断： 咳嗽

中医诊断： 咳嗽

证型： 寒饮伏肺证

治法： 温阳化饮，止咳化痰。

处方： 苓甘五味姜辛汤加减

细辛	5 克	干姜 10 克	五味子 5 克	法半夏 10 克
炙甘草 10 克	茯苓 30 克	乌梅 30 克	黄芪 15 克
杏仁 10 克	陈皮 5 克		

上方加水 800mL，煎至 200mL，温服，共 7 剂。

二诊（2023 年 2 月 12 日）

刻下症见： 咳嗽咳痰较前明显好转，气短乏力、干呕、大便烂症状较前皆有好转。

舌脉：舌淡胖大，苔薄白，脉沉弱。

西医诊断：咳嗽

中医诊断：咳嗽

证型：寒饮伏肺证

治法：温阳化饮，止咳化痰。

处方：苓甘五味姜辛汤加减

细辛　　5 克　　干姜 10 克　　五味子 5 克　　法半夏 10 克

炙甘草 10 克　　茯苓 30 克　　黄芪　15 克

上方加水 800mL，煎至 200mL，温服，共 7 剂。

三诊（2023 年 2 月 22 日）

刻下症见：轻微咳嗽，无咳痰。无气短乏力，无干呕。纳眠可，二便正常。

舌脉：舌淡胖大，苔根白腻，脉沉较前有力。

西医诊断：咳嗽

中医诊断：咳嗽

证型：寒饮伏肺证

治法：温阳化饮，止咳化痰。

处方：效不更方。

临证体会

该患者来诊时症见反复咳嗽，结合舌脉象，属寒痰之征又夹虚证，为《金匮要略论注》所言肺中隐匿之寒未去。故天气变化时易受邪而出现肺系疾病反复迁延不愈，伤阴耗气，肺主气司呼吸功能失常，以致肃降无权，肺气上逆，则见咳嗽；久病则虚，肺气虚，气不化津，津聚成痰，甚至痰从寒化为饮，饮停中焦，阻滞气机，则见气短乏力；饮邪犯胃，则见干呕；痰饮结滞，脾阳不足，则见大便烂。患者证属寒饮伏肺，《金匮要略》有"病痰饮者，当以温药和之"，故治宜温肺化饮，方选苓甘五味姜辛汤加减。方中，细辛疏腠散寒，通阳化饮；干姜温中散寒，健脾化饮；茯苓健脾渗湿，化饮利水，杜绝生饮之源，合干姜温化渗利，健脾助运；甘草甘温健脾，调和诸药；五味子酸收敛肺，降逆止咳，又可防干姜、细辛过散，配乌梅增强敛肺止咳之功，肺气开阖有度，调节肺司开阖之职，则痰嗽止；《金匮要略》云："水去呕止，其人形肿者，加杏仁主之"，故加杏仁宣肃肺气，平喘咳，通调水道，与法半夏相配，降逆化饮；陈皮化痰降气，法半夏得陈皮之助，则气机畅而痰浊消，化痰祛湿之力增强，两者配用起祛湿化痰、健脾和胃、理气止呕的作用；《丹溪心法》云："善治痰者，不治痰而治气"，故加黄芪开宣肺气、补气升阳。患者服用 7 剂后所有症状得以好转，故二诊方在前方基础上减去乌梅、杏仁、陈皮，以防收敛固摄太过而闭门留寇。三诊时，患者有轻微咳嗽，余症皆无，故继续守前方治疗。

苓甘五味姜辛汤主治脾胃阳虚，运化失常，湿聚成饮，寒饮犯肺所致寒饮咳嗽，即《灵枢·邪气脏腑病形》所言"形寒饮冷则伤肺"。该方出自《金匮要略》中的名方，原文曰："冲气即低，而反更咳，胸满者，用桂苓五味甘草汤，去桂加干姜、细辛，以治其咳满。"苓甘五味姜辛汤虽仅有五味药，然配伍精简，组方严谨，散中有收，标本兼治。

（陈冰冰、孟繁甦／整理）

桂枝汤加减治疗咳嗽案

患者蔡某，女性，42岁。

患者反复咽痒咳嗽多年，加重3年，曾在他院诊治，口服抗过敏等药物（具体名称不详），效果不佳，也多次在诊所开中药治疗1年，疗效欠佳，遂至我院门诊就诊。

2023年12月在他院行肺部CT检查提示：肺炎性改变与肺结节鉴别。肺功能检查、过敏原检查未发现异常。

初诊（2023年12月8日）

刻下症见：每当喉咙痒、鼻塞、流清涕则开始咳嗽、咳黄痰、流黄涕，伴气喘。无恶寒发热，无胸闷。平素怕冷，自觉后背冷，头部怕风，汗多。纳眠可，容易大便干。

月经史：末次月经：2023年11月24日。月经期易发咳嗽并加重。

舌脉：舌偏红，苔薄白，脉沉滑数稍有力。

西医诊断：咳嗽

中医诊断：咳嗽

证型：营卫不和证

治法：调和营卫。

处方：桂枝汤加减

桂枝 10克	白芍 10克	黑枣 15克	生姜10克
炙甘草10克	燀苦杏仁10克	姜厚朴 10克	蝉蜕 5克
姜僵蚕10克	白芷 10克	甘草泡地龙10克	

上方加水800mL，煎至200mL，温服，共7剂。

二诊（2023 年 12 月 15 日）

刻下症见： 咳嗽减轻，有少量痰，轻微口干。无流鼻涕，无气喘，无怕冷、怕风、汗出。纳眠可，大便正常。

舌脉： 舌偏红，苔薄白，脉沉滑数稍有力。

处方： 上方去白芷，加清半夏 15 克。

煎服法同前，共 7 剂。

三诊（2023 年 12 月 22 日）

刻下症见： 咳嗽明显减少，自觉鼻涕倒流，无口干。纳眠可，二便正常。

舌脉： 舌偏红，苔薄白，脉沉弱。

处方： 桂枝汤加减

桂枝	10 克	白芍	10 克	黑枣	15 克	生姜 10 克
炙甘草 10 克		燀苦杏仁 10 克		姜厚朴 10 克		白芷 15 克
清半夏 15 克		玄参	30 克	鹅不食草 5 克		

上方加水 800mL，煎至 200mL，温服，共 7 剂。

四诊（2023 年 12 月 29 日）

刻下症见： 无咳嗽，自觉鼻涕倒流。

舌脉： 舌偏红，苔薄白，脉沉细。

处方： 桂枝汤加减

桂枝	10 克	白芍	10 克	黑枣	15 克	生姜 10 克
炙甘草 10 克		燀苦杏仁 10 克		姜厚朴 10 克		白芷 15 克
清半夏 15 克		胆南星	10 克			

上方加水 800mL，煎至 200mL，温服，共 7 剂。

临证体会

本案患者来诊时正值冬季，《伤寒明理论·卷二》有"肺主气，形寒饮冷则伤之……是令咳也"，风寒外侵，卫阳抗邪，阳虚抗邪无力，故见喉咙痒、鼻塞、流清涕；《灵枢·卫气》提到"气在腹者，止之背腧"，卫气不够则温煦不足，可见怕冷、后背冷、头部怕风症状，结合舌脉象——舌偏红、苔薄白、脉沉滑数稍有力，可辨为营卫不和证，虚实夹杂。

《素问·痹论》曰："荣者，水谷之精气也，和调于五脏，洒陈于六腑，乃能入于脉也。故循脉上下，贯五脏，络六腑也。卫者，水谷之悍气也，其气慓疾滑利，不能入于脉也。故循皮肤之中，分肉之间，熏于肓膜，散于胸腹。"可见营卫有温煦、濡养、卫外的功效，由水谷化生，化生不足则营气弱，营气弱则卫气虚，不足以抵御外邪。《素问·逆调论》曰："营气虚则不仁，卫气虚则不用，营卫俱虚则不仁且不用。"《素问·调经论》则有："卫气不得泄越，故外热。"患者营卫失调，卫外不足，不能抵御外邪，邪气闭肺，肺宣降失常，故见咳嗽；邪气入里化热，则可见热象之症，如咳黄痰、流黄涕；邪气蕴肺，壅阻肺气，则见气喘。《灵枢·本脏》曰："卫气者，所以温分肉，充皮肤，肥腠理，司开阖者也。"卫阳不固，营阴失守，开阖失常，津液外泄，则汗多。《灵枢·邪客》曰："荣气者，泌其津液，注之于脉，化以为血，以荣四末，内注五脏六腑。"可见营气的作用主要是化生血液以濡养机体脏腑，故营卫俱弱时，营气化生津液不足，则大肠失其濡润发为大便干；经期气血虚弱，伏邪随冲任之脉上行入肺，肺主气之职失司，肺气上逆，宣降失职，则咳嗽加重。故方选桂枝汤加减。方中，桂枝助卫阳，通经络，解肌发表而祛在表之风邪，白芍益阴敛营，敛固外泄之营阴，二者相配调和营卫；生姜辛散表邪；黑枣益气补中，滋脾生津；燀苦杏仁止咳平喘，润肠通便；姜厚朴燥湿消痰，下气除满；白芷解表通鼻窍；舌质偏红，加蝉蜕疏风清热，其性甘寒，入肺经，配伍姜僵蚕，共奏疏散风热之功；甘草泡地龙止咳化痰，益气扶正；炙甘草调和药性。

二诊时，患者症状减轻，有少量痰，轻微口干，大便正常，余症未诉，诊其脉象仍沉滑数，表明患者体内气血不足，湿热内蕴，故在前方基础上去白芷，加清半夏燥湿化痰。

　　三诊时，患者咳嗽明显减少，无痰，诉鼻涕倒流，诊其脉象为沉弱，故在前方基础上继续加用白芷宣通鼻窍，配合鹅不食草增强通鼻窍之功，玄参清热生津、滋阴润燥。四诊时，患者已无咳嗽，仍有鼻涕倒流，诊其脉象为沉细，恐因鹅不食草性偏辛温而伤其津液，故在前方基础上去鹅不食草、玄参，改用胆南星清热化痰、滋阴润燥。

　　本案治疗选方用药体现了《灵枢·本脏》所说的"卫气和则分肉解利，皮肤调柔，腠理致密矣"，因为"阳气者，精则养神，柔则养筋"；《素问·生气通天论》有"阳密乃固"，阳气必根于阴气方能如此，如今营强，其既能固表，亦能固阴，疾病乃愈。

（陈冰冰、孟繁甦／整理）

小青龙汤加减治疗小儿咳嗽案

患儿何某，女性，3岁。

患儿8个多月前无明显诱因下出现咳嗽，在他院长期接受雾化治疗，症状可稍减轻，但反复难愈，遂至我院门诊就诊。

既往多饮酸奶。

初诊（2022年9月2日）

刻下症见：咳嗽夜间剧，每次两三声，严重时十余声，午前咳嗽程度较夜间轻，基本无痰。无发热恶寒，无鼻塞流涕，无打喷嚏。纳一般，二便调。

舌脉：舌淡红水滑，苔薄，脉细。

西医诊断：支气管炎

中医诊断：咳嗽

证型：水饮证

治法：温化寒饮。

处方：小青龙汤加减

麻黄	2克	白芍	2克	细辛	2克	干姜	3克
桂枝	3克	五味子	3克	法半夏	3克	炙甘草	2克
燀苦杏仁	2克	党参	2克	白术	3克	茯苓	5克
甜叶菊	2克						

上方加水800mL，煎至400mL，温服，共7剂。

二诊（2022年9月16日）

刻下症见：咳嗽明显减少，吃冰淇淋后偶尔会夜间咳嗽一两声，午前很少咳嗽。很少进行雾化治疗。

舌脉：同前。

处方：上方去甜叶菊，加乌梅 3 克。

煎服法同前，共 7 剂。

临证体会

中医学认为，小儿的生理特点是"脏腑娇嫩，形气未充"。其中，肺主一身之气，外合皮毛，肺气弱则卫外功能不固，易外感受邪；脾为后天之本，主司运化水谷精微，若功能尚未健旺，饮食不节，易使脾胃受损。小儿的另一生理特点为"生机蓬勃，传变迅速"，古代医家称之为"纯阳"。

本案患儿 3 岁，咳嗽反复发作，有他院长期雾化治疗史，疗效不佳。症状表现为干咳无痰，夜间较剧，无明显表证，辨证主要以舌脉象为本。患儿舌淡红水滑、苔薄、脉细，参其既往饮酸奶之偏嗜，可辨为水饮证。小儿本为纯阳之体，因过食寒凉之品、过用雾化治疗等，寒凉伤脾，津液代谢失常，水液运行失司，寒湿水饮内停不散，饮邪犯肺则咳嗽反复难愈。寒饮内蓄，当温肺蠲饮，方拟小青龙汤加减。方中，麻黄散寒宣肺平喘，桂枝化气行水、温阳化饮，二者共为君药。干姜、细辛为臣，温肺化饮。法半夏燥湿降逆，然小儿脏腑娇嫩，不可纯辛温发散，故佐以五味子敛肺止咳、白芍和营养血，又合四君子汤益气健脾。考虑到口感，加少量甜叶菊调味，利于患儿服药。

二诊时，患儿母亲代诉咳嗽明显减少，少用雾化治疗。小儿"脏气清灵，易趋康复"，若辨证准确，即使既往病程长久，也能"随拨随应"。患儿食冰淇淋后咳嗽偶有反复，因小儿往往发病容易，"传变迅速"，其寒暖不能自调、乳食不知自节，外易为六淫所侵，内易为饮食所伤，故而调摄顾护是维持小儿康健的重要手段。雾化治疗为治疗手段之一，可用，但需慎重，对于长期反复雾化治疗效果不佳者，需辨明其病之根本，勿延误病机。二诊方以上方加乌梅敛肺止咳，巩固疗效。

（王滢、孟繁甦／整理）

桂枝汤合玉屏风散加减治疗头痛案

患者黄某，女性，37岁。

患者长期在空调房内工作，头痛、怕冷多年，感染新冠病毒后症状更加明显（具体时间不详），近半个月症状加重，遂至我院门诊就诊。

初诊（2023年1月15日）

刻下症见： 怕冷，怕风，容易头痛、疲劳。

月经史： 末次月经：2023年1月2日。来潮第一天痛经。

舌脉： 舌淡红，苔薄，脉沉细弱。

西医诊断： 头痛

中医诊断： 头痛

证型： 阳虚证

治法： 调和营卫，益气温阳固表。

处方： 桂枝汤合玉屏风散加减

桂枝	10克	白芍 15克	黑枣 15克	生姜	15克

炙甘草 5克　　黄芪 20克　　白芷 10克　　荆芥穗^{后下}10克

防风　5克　　白术 10克

上方加水800mL，煎至400mL，温服，共7剂。

二诊（2023年2月8日）

刻下症见： 头部怕风。

月经史： 末次月经：2023年2月2日。月经基本正常，本次无痛经。

处方：上方加制何首乌 10 克、菟丝子 15 克。

煎服法同前，共 7 剂。

三诊（2023 年 3 月 5 日）

刻下症见：头痛明显减轻，本月至今有三次头痛，睡后很快好转。自觉服药过程中有上冲感。

处方：效不更方。

四诊（2023 年 4 月 29 日）

刻下症见：服药后各种症状改善，至一周前基本正常。现因劳累、情绪波动导致头痛、怕风，睡眠差，入睡难，不易醒，纳可。大便黏、臭秽，不成形。

月经史：末次月经：2023 年 4 月 23 日。

舌脉：舌红，苔薄白，脉沉细弱。

处方：小柴胡加桂枝龙骨牡蛎汤加减

北柴胡	10 克	黄芩片	10 克	法半夏	10 克	党参	10 克
炙甘草	10 克	生姜	10 克	黑枣	15 克	龙骨^{先煎}	30 克
牡蛎^{先煎}	30 克	茯神	20 克	蒺藜	10 克	桂枝	10 克
白芍	10 克						

上方加水 800mL，煎至 400mL，温服，共 7 剂。

临证体会

本案患者长期在空调房内工作，风寒之邪侵袭肌肤，寒主收引，寒邪伤及肌表，毛窍腠理闭塞，卫阳被郁不得宣泄，导致恶寒、怕风。寒亦主凝滞，血液运行不畅，不通则痛，故患者出现反复头痛、经痛。治用桂枝汤合玉屏风散加减，调和营卫，固表防风。桂枝散风寒解肌表，白芍敛阴和营，二药同用，一散一收，调和营卫。生姜助桂枝以散表邪，黑枣助白芍以和营卫，加以黄芪、防风、白术、荆芥穗益气固表，白芷通窍止痛，炙甘草调和诸药。

患者服用一周后无痛经，故二诊方加何首乌、菟丝子益肾固气。

三诊时，患者头痛减轻，诉服药时有上冲感，故继续守上方治疗，之后一个多月无服药都状态稳定。

《伤寒论》中多次提到气上冲的情况："气上冲"是患者自觉体内有气自下向上冲的主观感受，由于导致"气上冲"的原因不同、部位不同、兼夹的邪气不同，出现的症状也不一样。例如，第 65 条："发汗后，其人脐下悸者，欲作奔豚，茯苓桂枝甘草大枣汤主之"，这是发汗后激动水气向上的表现；第 43 条："太阳病，下之微喘者，表未解故也，桂枝加厚朴杏子汤主之"，喘亦为气上冲的表现；第 15 条："太阳病，下之后，其气上冲者，可与桂枝汤"，"气上冲"并不都是病理表现，也可能是正气向上向外去抵抗外邪的表现。患者服用桂枝汤有上冲感，考虑为机体抵御外邪时引发的症状，故不更换方药。

（邓文婷、孟繁甦／整理）

桂枝加葛根汤加减治疗高血压头晕案

患者梁某，女性，46 岁。

患者半个月前出现头晕，近期自测血压偏高（以舒张压稍高为主，舒张压波动在 85～95mmHg，收缩压波动在正常水平），遂至我院门诊就诊。

初诊（2023 年 4 月 3 日）

刻下症见：头晕，非天旋地转样。

舌脉：舌淡暗胖大水滑，苔白，脉沉。

西医诊断：高血压病

中医诊断：眩晕

证型：脾虚失运证

治法：调和营卫，健脾升阳。

处方：桂枝加葛根汤加减

| 桂枝 | 10 克 | 白芍 10 克 | 黑枣 15 克 | 生姜 | 10 克 |

桂枝　　10 克　　白芍 10 克　　黑枣 15 克　　生姜　　10 克

炙甘草 10 克　　天麻 10 克　　葛根 45 克　　茯苓　　50 克

钩藤^{后下}30 克　　泽泻 10 克　　猪苓 10 克　　石决明 30 克

夏枯草 30 克

上方加水 800mL，煎至 200mL，温服，共 7 剂。

2024 年 4 月 13 日随访：患者头晕好转，血压正常，平稳波动在 110～115mmHg / 75～80mmHg。嘱其注意休息，避免过度劳累。

临证体会

原发性高血压发病率高、影响广泛、病因病机未明、服药周期长，临床表现多为头晕、头痛不适，属于中医学"眩晕""头痛"范畴。中医学认为，病在清窍，与肝、肾、脾三脏关系密切。例如，肝阳化风，上扰清窍；脾虚生痰，上蒙清窍；肾精不足，脑失所养。有研究表明，高血压病患者多为年龄在46—69岁的中老年人。究其原因，可能是：人至中年后，身体脏腑功能下降，脾胃失调、肝肾亏虚、气血阴阳失和；工作和家庭压力较大，致肝火上炎，肝郁气滞；嗜食肥甘厚味、疏于运动而体型肥胖，痰湿困脾，形盛气虚，血脉不通。

本案患者为中年女性，平素多伏案工作，压力较大，血压偏高，以舒张压稍高为主，近半个月头晕不适，未服用降压西药。结合舌淡暗胖大水滑、苔白、脉沉，辨为脾虚失运证。脾主中焦，运化不行，则清阳不能上达而发头晕；经气不利，血脉痹阻，则见血压偏高。清阳被遏，治宜升阳解肌，通经除痹，佐以平肝调气，方用桂枝加葛根汤加减。

桂枝加葛根汤本为太阳病"项背强几几"而设，《灵枢·大惑论》言："邪中于项，因逢其身之虚，其入深，则随眼系以入于脑，入于脑则脑转，脑转则引目系急，目系急则目眩以转矣。"方中，桂枝解肌发表，宣通太阳经气；用大量葛根升阳解肌，并助桂枝生津液、起阳气，大量茯苓及泽泻、猪苓健脾渗湿利水；白芍、黑枣、生姜、甘草调和营卫，化生气血；又合天麻、钩藤、石决明平肝熄风，夏枯草清泻肝火。诸药合用，清阳升而眩晕止，血脉通且经气利。

本案为中年人群初发血压偏高、头晕不适者提供了中医药诊疗思路，配合调摄心情及适当运动，暂不需要依赖降压药物，可资参考。

（孟繁甦／整理）

小柴胡汤加减治疗耳鸣耳胀案

患者严某，男性，29 岁。

患者因睡眠差出现耳鸣耳胀反复多年，多处求诊，疗效不佳，他院诊断考虑"抑郁症"。现睡眠尚可，但耳鸣加重，遂至我院门诊就诊。

初诊（2024 年 2 月 21 日）

刻下症见：耳鸣，入睡正常，易醒 1 次，醒后可再睡。情绪不稳定，易怒，口干口涩，有口腔溃疡，无明显口苦。无恶心呕吐，无多梦，无眩晕，无头痛。纳可，二便调。

舌脉：舌淡胖大尖边红，苔白，脉细。

西医诊断：耳鸣

中医诊断：耳鸣

证型：肝胆火旺证

治法：和解少阳，清热散邪。

处方：小柴胡汤加减

北柴胡 10 克	黄芩片 10 克	法半夏 10 克	蒸陈皮 5 克
胆南星 10 克	茯苓 30 克	蝉蜕 5 克	制远志 15 克
石菖蒲 15 克			

上方加水 600mL，煎至 400mL，温服，共 7 剂。

二诊（2024 年 2 月 28 日）

刻下症见：耳鸣减轻，不影响生活，睡眠已经正常。精神状态好转，情绪稳定。口干口涩改善，无口腔溃疡。纳可，二便调。

舌脉：舌淡胖大尖边红，苔白，脉细。

处方：上方去制远志，加蒸陈皮 5 克、徐长卿 15 克、土茯苓 30 克。煎服法同前，共 7 剂。

三诊（2024 年 3 月 4 日）

刻下症见：耳鸣好转，整体状态稳定，心态平和。无口涩，喉咙稍有不适。纳可，二便调。

舌脉：舌淡胖大尖边红，苔白，脉沉较前有力。

处方：上方去徐长卿、土茯苓，减北柴胡 5 克，加连翘 5 克、牛蒡子 10 克。煎服法同前，共 7 剂。

临证体会

耳位于头侧部，属少阳之位。手足少阳经皆从耳后入耳中，出走耳前，可见少阳经与耳联系密切。《医学心悟·卷二》记载了少阳耳聋的病机："足少阳胆经，上络于耳，邪在少阳，则耳聋也。"邪在少阳，则经气不利，气血失调，耳窍失养，可导致诸多耳疾。本案患者耳鸣耳胀多年，平素情绪不稳定、易怒，少阳气机不利，郁而化火，耳窍失养，结合舌脉象，可辨为肝胆火旺证，方选小柴胡汤加减。方中，北柴胡发散清阳，解郁透邪，黄芩苦寒清热，二者散清并用，助透泄少阳之邪；法半夏、石菖蒲、胆南星清热化痰；陈皮、茯苓理气健脾，以扶正祛邪；蝉蜕疏风透邪；远志安神益志以安眠。全方共奏和解少阳、清热散邪之功，7 剂而显效。

二诊时，患者耳鸣减轻，睡眠正常，故守上方加减，去安神之远志；舌仍胖大，故增健脾祛湿之陈皮、徐长卿、土茯苓，以扶正祛邪。

三诊时，患者症状持续好转，故继续守上方加减：咽喉不适，加解毒利咽之连翘、牛蒡子，减升阳之北柴胡，去健脾祛湿之徐长卿、土茯苓。

（邹雨明、孟繁甦／整理）

"一人多方"辨证论治青春期痤疮案

患者李某，女性，14岁。

患者进入青春期后出现额面部多发痤疮，遂至我院门诊就诊。

初诊（2023年1月11日）

刻下症见： 痤疮，额面部多。无咳嗽，无痰，无鼻塞，无明显怕冷。

月经史： 末次月经：2022年12月10日。

舌脉： 舌暗红，苔薄黄，脉沉弱。

西医诊断： 额面痤疮

中医诊断： 额面痤疮

证型： 脾虚证

治法： 补脾胃，散阴火。

处方： 升阳散火汤合麻黄连翘赤小豆汤加减

升麻	15克	葛根	15克	羌活	5克	北柴胡 5克
炙甘草	10克	党参	10克	连翘	10克	麻黄 3克
赤小豆	30克	炒白芍	10克			

上方加水800mL，煎至400mL，温服，共10剂。

二诊（2023年2月21日）

刻下症见： 面部痤疮减少。

月经史： 末次月经：2023年1月25日。

舌脉： 舌淡红，苔白腻，脉沉弱。

处方：上方加蒲公英 10 克。

煎服法同前，共 7 剂。

三诊（2023 年 3 月 7 日）

刻下症见：面部痤疮稍增。近日情绪波动大。

月经史：末次月经：2023 年 3 月 2 日。

舌脉：舌红，苔薄黄，脉弦。

治法：健脾疏肝，清利湿热。

处方：龙胆泻肝汤加减

龙胆	10 克	黄芩片 10 克	栀子	10 克	泽泻	10 克
川木通	5 克	当归 5 克	地黄	10 克	北柴胡 10 克	
甘草片	10 克	车前子 10 克	新疆紫草 10 克	蒲公英 10 克		
甜叶菊	2 克					

上方加水 800mL，煎至 400mL，温服，共 10 剂。

四诊（2023 年 3 月 24 日）

刻下症见：面部痤疮明显减少。

处方：上方加白茅根 30 克。

煎服法同前，共 7 剂。

随访：患者痤疮明显减少。嘱其停药，平素注意调畅情志，饮食以清淡为主。

临证体会

痤疮，中医病名"肺风粉刺"，是一种毛囊皮脂腺的慢性炎症疾病。《医宗金鉴·外科心法要诀》对肺风粉刺的记载为："此证由肺经血热而成。每发于面鼻，起碎疙瘩，形如黍屑，色赤肿痛，破出白粉汁。"痤疮初发损害为与毛囊一致的圆锥形丘疹，皮损加重后可形成炎性丘疹、脓疱、结节、囊肿及瘢痕等。此病最常见的是寻常性痤疮，皮损常在颜面、颈、胸背部。除寻常性痤疮外，还有聚合性痤疮、爆发性痤疮、药物性痤疮、月经前痤疮等类型。痤疮为损容性皮肤病，好发于青春期男女，其身心健康往往受到影响。

初诊时，患者额面部多痤疮。东垣三方（升阳散火汤、升阳益胃汤、补中益气汤）是金元时期李东垣脾胃论的代表方，也是最能体现脾益升则健、火郁发之的经典方剂。其中，升阳散火汤揭示了如何运用风药治疗郁火。李东垣传张元素之学，张元素根据气味厚薄、升降浮沉等将药物分为五种，其中风药为味之薄者，味薄则通，故其气味多芳香辛散，质地多疏松，如柴胡、升麻、葛根、羌活、独活、防风等。火郁发之，语出《素问·六元正纪大论》。火郁，是指热邪伏于体内；发，是因势利导、发泄之意。以温病为例，当热邪已到气分，出现身热不恶寒、心烦口渴、舌苔黄等症，但卫分闭而无汗，必须用辛凉透达药，使病人微汗，则气分的热邪可以向外透散。

二诊时，患者面部痤疮减少，故守上方加减。

三诊时，患者面部痤疮稍增，兼见情志失调，恐虚热入里走肝胆。肝脏喜条达而恶抑郁，患者心情郁闷，气机郁滞，肝主气，气郁则肝郁，肝郁化火，木旺承脾，脾失健运，脾之运化功能失常，水液不化，聚而生湿，湿热蕴结肝胆，肝之疏泄功能失调，循经上行，发于颜面，成肝胆湿热证。肝郁气滞，则出现烦躁易怒、失眠、脉弦等症；气郁化火则舌红；肝郁乘脾，脾虚湿盛，则见大便溏泻、脉滑；肝经循行中有"其支者，从目系下颊里，环唇内"，故皮损多见于两颊及口唇周围。

龙胆泻肝汤最早出自李东垣《兰室秘藏》，后世应用的多是《医方集解》龙胆泻肝汤，由龙胆草、黄芩、栀子、泽泻、生地黄等组成，是主治肝胆实火上炎证和肝经湿热下注证的方剂。《医方集解·泻火之剂》载此方"治肝经实火湿热，胁痛，耳聋，胆溢口苦，筋痿，阴汗，阴肿阴痛，白浊溲血"。方中，龙胆草大苦大寒，泻肝胆实火，利肝经湿热，为君；臣以黄芩、栀子苦寒泻火、燥湿清热；佐以泽泻、木通、车前子渗湿泻热，当归、生地黄养血滋阴；北柴胡疏肝胆之气，引诸药归肝胆经；甘草调和诸药，护胃安中，共为佐使。正如《医宗金鉴·删补名医方论》所云："用龙胆草泻肝胆之火，以柴胡为肝使，以甘草缓肝急，佐以芩、栀、通、泽、车前辈大利前阴，使诸湿热有所从出也。然皆泻肝之品，若使病尽去，恐肝亦伤矣，故又加当归、生地黄，补血以养肝。盖肝为藏血之脏，补血即所以补肝也。而妙在泻肝之剂，反作补肝之药，寓有战胜抚绥之义矣。"

　　临床所见痤疮病因多为风热外袭、肺经郁热、胃肠积热、血热偏盛、冲任失调、阴虚不足等，尤以肺胃热多发。本案患者为 14 岁青春期女性，面部痤疮反复发作，初诊结合患者体质、饮食等，考虑脾虚为本，以补脾胃、散阴火为主，治疗后好转。后因情绪波动，肝胆火旺，夹湿热上冲，故以龙胆泻肝汤清肝胆实热为主。由此案可以看出，辨证论治是关键，根据患者不同时期表现随证治之，方能取得良效。

（杜子媚、孟繁甦 / 整理）

从肺主皮毛论治慢性湿疹案

患者覃某，男性，61 岁。

患者自半年前服用抗新冠病毒特效药后开始出现双下肢及双手掌过敏、瘙痒、局部皮肤增厚。曾在他院诊治，服用中药（具体方药不详），好转六七成。因仍有瘙痒，遂至我院门诊就诊。

初诊（2023 年 6 月 13 日）

刻下症见： 双下肢及双手掌过敏、瘙痒、局部皮肤增厚。

舌脉： 舌红，苔薄黄，脉沉细弱。

西医诊断： 湿疹

中医诊断： 湿疮

证型： 湿热并重证

处方： 沙参麦冬汤加减

北沙参 50 克	麦冬　　　15 克	天花粉 10 克	玉竹　　10 克
生甘草 10 克	五指毛桃 15 克	白扁豆 10 克	地肤子 10 克
土茯苓 20 克	白鲜皮　　5 克	芦根　　10 克	

上方加水 800mL，煎至 400mL，温服，共 7 剂。

二诊（2023 年 6 月 21 日）

刻下症见： 双手掌无水泡，小腿皮肤瘙痒好转、较前干燥。

舌脉： 舌红，苔薄根黄稍厚腻，脉沉细弱。

处方： 上方去玉竹、五指毛桃、白鲜皮、芦根，加桑白皮、紫苏梗、桑叶、麸炒苍术各 10 克，防风、蛇床子各 5 克。

煎服法同前，共 7 剂。

三诊（2023 年 7 月 9 日）

刻下症见：双手掌有少量水泡，小腿皮肤瘙痒较前稍微好转。

舌脉：同前。

处方：麻黄连翘赤小豆汤合麻杏苡甘汤加减

麻黄 10 克	连翘 15 克	燀苦杏仁 10 克	桑白皮 10 克
赤小豆 30 克	地肤子 10 克	土茯苓 40 克	防风 5 克
薏苡仁 30 克	紫苏梗 10 克	麸炒苍术 10 克	

上方加水 800mL，煎至 400mL，温服，共 7 剂。

四诊（2023 年 7 月 23 日）

刻下症见：双手掌水泡变小，双下肢几乎无瘙痒，明显好转。

舌脉：舌红，苔薄根白，脉沉。

处方：上方去紫苏梗，加苦参 10 克。

煎服法同前，共 7 剂。

五诊（2023 年 8 月 8 日）

刻下症见：双手掌水泡明显减少，双下肢无皮疹，大便正常。

舌脉：舌淡红，苔边薄黄，左脉沉弱、右脉沉滑。

处方：上方去土茯苓、防风、苦参，加紫苏叶 10 克、徐长卿（后下）10 克。

煎服法同前，共 7 剂。

临证体会

湿疹，中医病名"湿疮"，以皮损多形性、对称分布、易于渗出、自觉瘙痒、反复发作和慢性化为临床特征。中医学认为，湿疮多因外感风、湿、热邪，或脾失健运、湿热内生，内外合邪，两相搏结，浸淫肌肤所致。其可分为急性、亚急性、慢性三类。本案患者病程半年，且伴明显皮肤增厚，经治疗仍有瘙痒不适，考虑为慢性湿疮。参其舌脉象，舌红、苔薄黄为热之征象，脉沉细弱则考虑湿邪阻滞气机，湿热二邪缠绵相合，故脉位沉、脉体细、脉力弱，其热势非火毒之盛，而偏气阴耗伤之虚热。

论治湿疹，一定要顾及病人体质。《素问遗篇·刺法论》云："正气存内，邪不可干。"隋代巢元方《诸病源候论·疮诸病》之"湿病疮候"云："肤腠虚，风湿搏于血气，生病疮。若风气少，湿气多，其疮痛痒，搔之汁出。"本案患者发病有明确的药物过敏史，在中医学中可理解为正虚邪侵，肺主皮毛，肺卫不固，则腠理皮毛生疮。初诊方以沙参麦冬汤加减投石问路，以养阴生津为法，佐以清热除湿、祛风止痒。清代徐大椿《神农本草经百种录》云："肺主气，故肺家之药，气胜者为多。但气胜之品必偏于燥，而能滋肺者，又腻滞而不清虚。惟沙参为肺家气分中理血之药，色白体轻，疏通而不燥，润泽而不滞，血阻于肺者，非此不能清也。"故重用北沙参至50克，又加岭南道地药材五指毛桃健脾补肺、行气利湿，地肤子、土茯苓、白鲜皮祛风止痒除湿，芦根清热生津。

二诊时，患者症状好转，舌苔根部较前稍厚腻，考虑阴虚兼有湿热留恋，故继以上方加减。恐滋阴助湿，稍减补气阴之品；为调畅气机，加桑白皮泻肺热利水、紫苏梗行气宣滞、桑叶清热引邪上透、苍术燥湿健脾，合防风、蛇床子祛风止痒。

三诊时，患者又见双手掌少量水泡，双下肢皮肤瘙痒好转但仍有反复。虑其邪势非实内可退，湿热长久必郁生瘀毒，当重于清热解毒除湿，故予麻黄连翘赤小豆汤合麻杏苡甘汤加减。麻黄连翘赤小豆汤出自《伤寒论》第262条"伤寒，瘀热在里，身必黄，麻黄连轺赤小豆汤主之"，患者无身黄，但见皮肤水泡、皮疹瘙痒，为肺卫表证，也为表里合病、湿热兼表，可用之；又合麻杏苡甘汤通经解表、祛寒除湿，加重土茯苓用量以加强除湿解毒之功，佐以理气健脾祛风。

四诊、五诊时，患者症状明显好转，舌之热象减退，脉之生气较前恢复，故继续守方微调整。

由此案可知，湿疮一病，湿热为患，久则难免里瘀内陷，故慢性期不能仅用补正鼓邪外出之法，必要时也当大刀阔斧，直伐其邪，稍扶其正。应深悟中医"肺主皮毛"之理论，重视气机畅达；病人体质也是诊治思路的重点。

（王滢、孟繁甦／整理）

苓桂术甘汤合四逆散加减治疗腹胀案

患者周某，男性，37 岁。

患者 10 多年前无明显诱因下出现反复胃胀，曾被他院诊断为"慢性胃炎"，经治疗（具体情况不详）仍反复发作。近一年上述症状加重（甚至吃几颗葡萄都腹胀），遂至我院门诊就诊。

既往患慢性荨麻疹多年。

初诊（2023 年 9 月 3 日）

刻下症见：腹胀不适，大便或烂或少，肠鸣明显，吃生冷、辣、甜食明显，排气多、臭秽。无反酸嗳气，纳可，怕冷怕风，皮肤痒。

舌脉：舌淡红，苔白厚，脉沉细弱。

西医诊断：慢性胃炎

中医诊断：腹胀

证型：肝脾不调证

处方：苓桂术甘汤合四逆散加减

茯苓 30 克	桂枝 10 克	炙甘草 10 克	炒白术 10 克
北柴胡 10 克	葛根 30 克	炒枳壳 10 克	木香^{后下} 5 克
砂仁^{后下} 5 克	醋延胡索 20 克	赤芍 10 克	海螵蛸 20 克
川楝子 15 克			

上方加水 800mL，煎至 400mL，温服，共 7 剂。

二诊（2023 年 9 月 15 日）

刻下症见：胃胀较前减轻。腹泻次数减少，大便仍不成形、程度较前好转。肠鸣明显减轻。怕冷减轻，自觉舒畅。皮肤痒减轻，不会引起烦躁。

舌脉：舌稍偏红，苔薄黄稍腻，脉沉细弱。

处方：上方去北柴胡、赤芍、海螵蛸、川楝子，加广藿香 20 克、干姜 5 克、党参 15 克。

煎服法同前，共 7 剂。

三诊（2023 年 9 月 27 日）

刻下症见：胃胀较前进一步减轻，无腹泻。下午到晚上有腹胀、腹部下坠感，不进冷食不明显。

舌脉：舌稍偏红，苔薄黄稍腻，脉沉细弱。

处方：上方去广藿香、葛根、干姜、党参，加姜厚朴、清半夏、醋香附各 10 克。

煎服法同前，共 7 剂。

临证体会

本案患者为青年男性，容易胃胀已 10 多年，其主证为腹胀、腹泻、怕冷怕风、肤痒，结合舌淡红、苔白厚、脉沉细弱，考虑脾胃虚弱为根本，中焦不畅，脾胃气机升降失常，清浊不分，引发以上症状。正如《素问·阴阳应象大论》所云："清气在下，则生飧泄；浊气在上，则生䐜胀。"病程长久，情志难调畅，肝气郁结，横逆犯胃，脾运化失常而生痰湿，肝脾不调。此种腹胀轻则闷、重则痛，患者肠鸣明显，考虑脾虚水走肠间，故方选苓桂术甘汤合四逆散加减。苓桂术甘汤证为病伤寒误吐下伤及脾胃之本而发。方中，以甘淡之茯苓健脾渗湿；桂枝辛温，善通三焦之阳气以温阳化气，配伍茯苓以通阳利水、温化痰饮；佐甘苦温之白术以健脾益气燥湿，甘草甘缓补中。

该患者并非单纯以虚为主，其平时心思较为细腻，加之久病，思虑偏多，肝气不舒，邪实阻滞气血升降之道，故同时从肝论治，合四逆散加减。四逆散出自《伤寒论》第318条："少阴病，四逆，此证人或咳，或悸，或小便不利，或腹中痛，或泄利下重者，四逆散主之。"此证主要病机为阳郁不伸，或因外寒闭塞，或因肝郁不舒，用四逆散可调和肝脾、透邪解郁、疏肝理脾，条达气血。

初诊方用北柴胡疏肝解郁，枳壳行气宽中、消除胀满，赤芍代白芍加强活血之功，可免白芍寒凉伤及脾胃；加延胡索、川楝子，配海螵蛸增理气止痛之效；葛根升阳止泻并解肌；加木香、砂仁健脾和胃，合香砂六君之意。

二诊时，患者诸症减轻，尤其是腹胀腹泻均较前好转。见舌苔由白厚转为薄黄稍腻，可知中焦气机运化得以恢复，故守方微调整，减疏通攻邪之力，加干姜、党参温补中焦，加广藿香芳香化浊、和中。

三诊时，患者已无腹泻，考虑脾阳较前恢复，去广藿香、葛根、干姜、党参；腹胀腹坠，考虑痰气互结，与肝气不舒有关，以法半夏、厚朴化痰除满，香附疏肝解郁、理气宽中。

临床常见肝脾不和导致的上有胀闷、下有泄泻之症，其特点为病程长久、反复发作，易受饮食偏嗜、情绪影响。治以四逆散为代表方，由其化裁有柴胡疏肝散（肝气郁滞）、逍遥散（肝郁血虚脾弱），还有治痛而作泻的痛泻要方（肝旺脾虚）。以上方剂在临床上都应用广泛且疗效得到肯定。《金匮要略·脏腑经络先后病脉证第一》云："见肝之病，知肝传脾，当先实脾。"肝脾之关系密切如此，消化不良并有气郁血瘀导致的胀闷疼痛不适，勿忘从肝论治。

（王滢、孟繁甦／整理）

"通因通用"治疗腹痛案

患者李某，男性，27岁。

患者半个月前到外地旅游，因饮食不慎出现腹泻，曾在他院诊治，用药后已无腹泻，但逐渐出现腹胀痛，大便不顺畅，使用开塞露仍无效，遂至我院门诊就诊。

初诊（2023年4月29日）

刻下症见： 腹胀痛明显，使用开塞露后偶有解出少量大便，为稀水样，臭秽异常。伴头痛、乏力。夜寐差，已多日不能安眠。口干喜饮水，口中有异味。无恶心呕吐，无恶寒发热。

舌脉： 舌红胖大，苔黄腻，脉沉。

西医诊断： 肠炎

中医诊断： 腹痛

证型： 湿热内蕴证

治法： 清热利湿，导滞通下。

处方： 大承气汤合葛根芩连汤

大黄 10 克　　芒硝　　　10 克　　黄连　　5 克　　姜厚朴 10 克

葛根 45 克　　麸炒枳壳 10 克　　黄芩片 10 克　　甘草片 10 克

上方加水 800mL，煎至 400mL，温服，共 7 剂。

患者当日 15：00 服用 1 剂，18：00、20：00 即解两次大便，当晚前半夜再便两次。便后自觉腹部舒畅，睡眠质量佳。

嘱患者日常饮食宜进白粥，以清淡为主。

随访： 患者腹胀痛已消失，精神明显好转。

临证体会

本案患者体型较壮，平素饮食不节制，为湿热体质。本次发病因饮食不慎，食积不化，郁积化为热毒，阻于肠道，气血壅滞，不通则痛，发为腹胀痛。肠道湿热内蕴、脾胃运化失司，故大便不顺畅、臭秽异常。病位在肠，但关键在脾胃，病机特点是脾虚湿热内蕴，湿、热、毒郁积不通，热毒内迫肠道津液而致腹泻。

《素问·至真要大论》有"逆者正治，从者反治""微者逆之，甚者从之"，对于病机与症状不一致、病情比较复杂的疾患需要正确判断。反治法所称"寒因寒用、热因热用、塞因塞用、通因通用"是指药性与外表征象虽一致，但这些征象都属于假象。从病机而言，仍属于正治法。《素问·至真要大论》云："必伏其所主，而先其所因。"临证时，一定要透过现象看本质，慎重辨证论治，不能被假象所惑。

大承气汤主治阳明燥热与糟粕互结的一类证候，以"痞、满、燥、实"为病机特点。方中芒硝、大黄并用，加入枳实、厚朴，攻下之力颇重，被称为"峻下剂"。《伤寒论》第208、212、215、217、220、238、239、240、241、242、251、255条提及其脉证，包括：脉沉迟、实大、微实、弦，迟而滑；发热不恶寒、潮热、如疟状、汗多、喘冒、不能卧、手足濈然汗出、烦躁、心下硬、腹满痛，腹满不减、减不足言、绕脐痛、如见鬼状，不视人、循衣摸床，大便硬、大便难、不大便、大便乍难乍易、小便数、小便不利、胃中必有燥屎五六枚。通便泻热是大承气汤的立方主旨，此证危急，通便是关键，唯有釜底抽薪，急下存阴，才能逆转病情。

本案患者表现为腹胀痛、大便不顺畅，即使使用开塞露也难改善，且勉强排出的大便臭秽异常，结合舌红胖大、苔黄腻、脉沉，提示患者现阶段虽不腹泻，但其肠道湿热未除，阻滞气机，故见腹胀痛不适、寝食难安。治以大承气汤为主方，合用葛根黄芩黄连汤，旨在加强清热泄下之功。此时用葛根不是为了解表，而是利用其独有的治利功能。患者病势急逼，肺胃热盛逼津下行，重用葛根以升举津液，属于逆流挽舟之法。《神龙本草经》言葛根能起阴气。该患者病情已持续20多天，且饮食较少，恐日久伤阴，故加葛根。因肺与大肠相表里，故加黄芩、黄连泻肺胃之热。随访得知1剂见效，随即给予后续食疗指导。

（孟繁甦／整理）

柴胡桂枝汤加减治疗腹痛案

患者张某，男性，33岁。

患者近一个月反复腹痛，曾在我院就诊，服用复方谷氨酰胺肠溶胶囊（口服，每日三次，每次2粒）、曲美布汀片（口服，每日三次，每次100mg），共服7日，用药后无明显改善。近一周腹痛加重，遂又至我院门诊就诊。

既往曾行胃肠镜检查。2022年在他院行肠镜检查未见明显异常。2024年1月17日在我院行胃镜检查提示：胃体息肉（已钳除）、慢性非萎缩性胃炎伴糜烂，HP（－）。

初诊（2024年1月24日）

刻下症见： 腹部隐痛加重，每日腹痛一两次，可自行缓解，伴轻微肠鸣。饱食后胃痛，偶有反酸。无恶寒发热、无口干口苦、无胸闷心慌、无里急后重，体重无明显减轻。纳可，二便正常。

舌脉： 舌红，苔薄白，脉弦细数。

查体： 腹部无明显异常。

西医诊断： 胃肠功能紊乱；胃炎

中医诊断： 腹痛

证型： 脾虚失运证

治法： 疏肝健脾，行气止痛。

处方： 柴胡桂枝汤加减

北柴胡10克	桂枝10克	麸炒枳壳10克	甘草片10克
郁金　20克	赤芍15克	醋延胡索20克	木香^{后下}5克
茯苓　30克	白术10克	砂仁^{后下}　5克	

北柴胡10克　桂枝10克　麸炒枳壳10克　甘草片10克

郁金　20克　赤芍15克　醋延胡索20克　木香^后下 5克

茯苓　30克　白术10克　砂仁^后下　5克

上方加水600mL，煎至400mL，温服，共7剂。

二诊（2024 年 2 月 5 日）

刻下症见：无腹痛，偶尔胃不适，伴嗳气，无反酸。睡眠稍差。

舌脉：舌红，苔薄白，脉弦细数。

处方：上方去茯苓、白术，加旋覆花 15 克。

煎服法同前，共 7 剂。

临证体会

本案患者反复腹部隐痛，可通过按揉自行缓解，此为虚证；饱食后胃痛，偶有反酸，乃脾虚不能为胃行其津液，水谷精微运化失常，气机不畅则肠鸣、反酸。结合舌脉象，四诊合参，辨为脾虚失运证，方选柴胡桂枝汤加减。

柴胡桂枝汤首见于《伤寒论》第 146 条："伤寒六七日，发热，微恶寒，支节烦疼，微呕，心下支结，外证未去者，柴胡桂枝汤主之。"此方是由小柴胡汤与桂枝汤加减合方而成，为伤寒太阳少阳合病而设。在《金匮要略·腹满寒疝宿食病脉证治第十》中记载了柴胡桂枝汤可"治心腹卒中痛"。柴胡桂枝汤以柴胡、黄芩调肝胆，畅全身之气机；以半夏、生姜、人参、大枣和脾胃；以桂枝、赤芍调和营卫，使得气血生化有源。全方肝胆脾胃同调，气血阴阳并治，可用于治疗腹部疾病。

初诊时，患者腹部隐痛，伴肠鸣，故用北柴胡调畅气机，木香、砂仁、延胡索、郁金、赤芍行气止痛；桂枝辛温助阳，与北柴胡相须为用，北柴胡舒肝气，桂枝和胃气，北柴胡升清阳，桂枝降浊阴，二药相伍调肝和胃；茯苓、白术健脾祛湿，甘草调和诸药。

二诊时，患者腹痛症状好转，故守上方微调整，去健脾之茯苓、白术；嗳气明显，加用降气止逆之旋覆花。辨证施治，巩固疗效。

腹痛是指胃脘以下、耻骨毛际以上部位发生的疼痛。西医学中的肠易激综合征、消化不良、胃肠痉挛疾病均有腹痛的症状。本病病机为脏腑气机不利，气血阻滞，不通则痛；或气血不足，经脉失养，脏腑失煦，不荣则痛。治疗时应辨寒热虚实，积极治疗原发病，生活中应做到饮食有节、起居有常，保持良好的生活作息。

（邹雨明、孟繁甦／整理）

小柴胡汤加减治疗腹痛案

患者黄某，男性，29岁。

患者3天前出现腹痛，曾至他院就诊，行相关检查提示"降结肠前缘模糊渗出改变，垂脂炎？大网膜梗死？"，肝胆脾胰、双肾输尿管膀胱均未见异常，未系统诊治，遂至我院门诊就诊。

初诊（2024年1月26日）

刻下症见： 腹痛，吃油腻食物后加重，自诉平时饮食习惯以煎、炸、油腻为主。无发热恶寒，无异常汗出。纳一般，二便调。

舌脉： 舌淡暗瘀，苔白厚，脉沉。

西医诊断： 腹痛待查

中医诊断： 腹痛

证型： 脾虚痰浊证

处方： 小柴胡汤加减

北柴胡 15 克	黄芩片 10 克	法半夏　15 克	麸炒枳壳 10 克
虎杖　15 克	生姜　10 克	黑枣　　15 克	赤芍　　10 克
泽兰　15 克	净山楂 30 克	四制益母草 30 克	

上方加水 800mL，煎至 200mL，温服，共7剂。

二诊（2024年2月5日）

刻下症见： 无腹痛，口苦。

舌脉： 舌淡暗瘀，苔白厚，脉沉。

处方：上方去虎杖、生姜、黑枣、赤芍、益母草，加白扁豆10克、薏苡仁30克。

煎服法同前，共7剂。

嘱患者清淡饮食。

随访：患者腹痛无再发。

临证体会

腹痛一症在临床上很常见，本案患者发病诱因明显，为嗜食煎炸、油腻食物，进食不节导致中焦气机郁滞，不通则痛，以实为主；3天急性病程中，其仍吃油腻食物，导致疼痛加重，气滞痰湿瘀血等病理产物由生，进一步阻滞气机。查其舌脉，舌淡暗瘀，责之虚而有瘀，苔白厚则为邪实内壅的明确表现；沉脉主里，可知病不在太阳，又未及阳明，在半表半里之少阳，当以理气通滞、清热活血、健脾补中为法。

初诊方拟小柴胡汤加减，以北柴胡、黄芩清解少阳经腑，疏利肝胆气机；辛散之法半夏、生姜和胃降逆，并能透邪外出；大枣益气补中，配伍善清油腻食滞的山楂健脾益气，助枢机得利；枳壳理气行滞；赤芍、泽兰、益母草活血散瘀，虎杖清热解毒、散瘀止痛。

二诊时，患者已无腹痛，但有口苦，考虑积滞已久，舌仍淡暗瘀，苔仍白厚，应重在健脾除湿，加强中焦脾胃运化功能，故加白扁豆、薏苡仁，去姜、枣及部分活血清热之品。饮食调摄相当重要，"病从口入"，药可调一时之弊，注重养生之道方能长久。

（王滢、孟繁甦／整理）

健脾渗湿法治疗腹泻案

患者欧某，女性，19岁。

患者反复腹痛后腹泻多年，尤其在经期发作特别明显，遂至我院门诊就诊。

初诊（2023年7月1日）

刻下症见：容易腹痛后腹泻，经期尤甚。

月经史：末次月经：2023年6月8日。月经周期38～40天，第一天痛经。

舌脉：舌淡，苔白厚，脉沉细。

西医诊断：腹泻；月经不规律

中医诊断：腹泻；月经病

证型：脾虚湿盛证

治法：健脾益气，补肾固冲。

处方：五子衍宗丸加减

盐菟丝子 15 克	桑寄生 15 克	续断片 10 克	党参 10 克
白术 10 克	甘草片 10 克	覆盆子 15 克	盐女贞子 15 克
五指毛桃 15 克	净山楂 30 克	蒸陈皮 5 克	

上方加水800mL，煎至400mL，温服，共7剂。

二诊（2023年7月12日）

月经史：末次月经：2023年6月8日。本月月经未至。

舌脉：舌淡，苔白厚，脉沉细。

处方：苍附导痰汤加减

麸炒苍术 10 克	醋香附 10 克	胆南星　10 克	白术　　10 克
茯苓　　20 克	法半夏 10 克	当归　　10 克	盐补骨脂 10 克
燀桃仁　10 克	川芎　　10 克	盐菟丝子 30 克	续断片　15 克
淫羊藿　10 克			

上方加水 800mL，煎至 400mL，温服，共 7 剂。

三诊（2023 年 7 月 19 日）

月经史：末次月经：2023 年 7 月 14 日。月经量正常。第一天痛经，未服止痛药，无恶心、无头痛。第三天开始腹泻。第四天胃胀，无恶心呕吐。

处方：参苓白术散加减

党参　　15 克	白术　　10 克	茯苓 30 克	莲子　　10 克
薏苡仁　25 克	砂仁^{后下} 5 克	桔梗 10 克	白扁豆 20 克
麸炒苍术 10 克	山药　　15 克	黑枣 15 克	炙甘草 10 克
芡实　　20 克			

上方加水 800mL，煎至 400mL，温服，共 10 剂。

四诊（2023 年 8 月 8 日）

刻下症见：腹泻明显减少。半夜容易饿，无头晕汗出。

处方：上方加芡实 20 克。

煎服法同前，共 7 剂。

五诊（2023 年 8 月 16 日）

刻下症见：腹泻明显减少。无半夜容易饿。

处方：守上方。

煎服法同前，共 10 剂。

临证体会

本案患者的腹痛后腹泻、月经周期延长，都是脾虚湿困引起的。脾主升清及运化，脾虚无以升清，则水湿积聚中焦，易腹痛腹泻；脾虚则运化功能失司，水谷精微不能化生为血液，使月经周期延长。除了血液生成不足，痰湿困阻也会令血液运行不畅，使月经未按时而至，舌淡、苔白厚、脉沉细即脾虚湿盛表现。

初诊时，患者月经将至，月经受肾—天癸—冲任轴影响，故用大量补肾益精药——菟丝子、续断、桑寄生、女贞子、覆盆子，肾藏精，主人体生长与生殖，肾精充盈是月经如期而至的基础；并用白术、党参、甘草、五指毛桃、陈皮、山楂健脾祛湿。

二诊时，患者月经未至，故用苍附导痰汤理气化痰的同时，加用桃仁、川芎活血化瘀，菟丝子、淫羊藿补肾。

三诊时，患者月经已来，腹泻腹胀明显，故改用参苓白术散加减，补益脾胃。

三个疗程后患者腹泻腹胀症状明显减轻。

（邓文婷、孟繁甦／整理）

乌梅丸加减治疗便秘案

患者何某，女性，57岁。

患者排便异常一年余，反复溏结不调，遂至我院门诊就诊。

初诊（2023年7月2日）

刻下症见： 便秘与烂便交替，无明显腹痛，偶尔腹胀、乏力、怕冷。眼前似有飞蚊，影响视觉。

舌脉： 舌偏红，苔薄白，脉沉细稍有力。

西医诊断： 胃肠功能紊乱

中医诊断： 便秘

证型： 寒热错杂证

治法： 寒热同调。

处方： 乌梅丸加减

乌梅 30克	细辛 5克	肉桂^{后下} 5克	干姜5克
党参 10克	当归 10克	黄柏 5克	黄连5克
黑顺片^{先煎}10克	北柴胡10克	黄芩片10克	

上方加水800mL，煎至400mL，温服，共3剂。

二诊（2023年8月5日）

刻下症见： 自诉服药第二天大便成形，但有排不尽感。飞蚊症改善。近日因饮食不慎再发大便不成形，有盗汗，平时容易汗出。

舌脉： 舌红绛，苔薄白，脉沉细弱。

处方：上方加太子参 15 克、白术 15 克、升麻 15 克。

煎服法同前，共 7 剂。

三诊（2023 年 8 月 20 日）

刻下症见：服药期间好转，停药后反复。怕冷汗出改善不明显。

处方：效不更方。

四诊（2023 年 9 月 3 日）

刻下症见：病情明显好转，汗出减少，大便成形，疲劳减轻。

处方：效不更方。

五诊（2023 年 12 月 15 日）

刻下症见：汗出正常，时而晨起及晚饭后容易腹胀，大便溏。

舌脉：舌偏红干，少苔，脉沉细数。

处方：七味白术散加减

党参　　　 10 克　　茯苓 10 克　　麸炒枳壳 10 克　　炙甘草 10 克

木香^{后下}　 5 克　　葛根 10 克　　姜厚朴　 10 克　　白术　 10 克

醋延胡索 10 克

上方加水 800mL，煎至 400mL，温服，共 7 剂。

六诊（2024 年 1 月 3 日）

刻下症见：大便正常、无烂便。晨起、饱食后腹胀明显，伴嗳气。心下不适，微微烧心。

处方： 上方加海螵蛸 20 克、煅瓦楞子 15 克，加重醋延胡索用量至 20 克。煎服法同前，共 7 剂。

七诊（2024 年 1 月 30 日）

刻下症见： 病情稳定。大便成形。

处方： 效不更方。

煎服法同前，共 7 剂。

临证体会

本案患者因反复便秘腹泻交替前来就诊。无明显腹痛，舌红，考虑不单是太阴证。腹胀、乏力、怕冷，考虑中焦虚寒，寒滞气机，气机不畅。观其舌脉，舌红为热象，脉有力，考虑内有热。该患者是肝阳虚致脾胃虚寒，膈上有热，故投以乌梅丸加减。方中，乌梅入肝经，与当归、党参、北柴胡补肝之体，干姜、肉桂、附子温中散寒，黄连、黄柏、黄芩清膈上之热，细辛与当归取四逆之意，温通经脉。

二诊时，患者症状好转，易汗出、盗汗也综合反映了内热。观其舌脉，脉偏弱，故加太子参、白术益气养阴，升麻提升阳气。

三诊、四诊效不更方。

五诊时，患者大便基本成形，内热消退，汗出减少，结合舌脉象，考虑脾虚及胃阴虚，故用七味白术散健脾益气、和胃生津。

六诊时，患者排便正常，稍腹胀、烧心，故加海螵蛸、瓦楞子制酸降气。

《伤寒论》示乌梅丸主蛔厥、主久利，随着后世医家的深入探究，它在临床上得到了更广泛的应用。刘渡舟将乌梅丸证总结为以下三点：杨桃皮、冰棍手、气球脉。即患者脸色青黄混杂，兼有少许光泽，仿如杨桃皮的颜色；阴阳气不相顺接的厥阴病，常见四肢厥冷，似冰棍手；脉弦无力，轻按则弦，重按无力，则为气球脉。黄煌认为乌梅丸证可见腹痛、气上冲胸、心烦、呕等。临床上见上热下寒，特别是肝虚引起的寒热错杂证，可以应用此方。

（邓文婷、孟繁甦／整理）

桂枝加龙骨牡蛎汤加减治疗心悸案

患者陈某，女性，67 岁。

患者因反复、全天候发作的心悸头晕至我院门诊就诊。

初诊（2023 年 3 月 7 日）

刻下症见：心悸、头晕，全天都有发生。自觉胸中火烧感，偶有胃痛，无反酸、嗳气、胃胀等不适，伴左手麻木、肩背部不适感。纳可，二便正常。

舌脉：舌淡暗，苔白，脉沉缓。

西医诊断：心悸

中医诊断：心悸

证型：营卫不和证

治法：养心安神，调和阴阳。

处方：桂枝加龙骨牡蛎汤加减

桂枝	10 克	白芍	10 克	大枣	15 克	生姜 10 克

炙甘草 5 克　龙骨^{先煎} 30 克　牡蛎^{先煎} 30 克　葛根 30 克

茯苓 50 克　醋延胡索 15 克　煅瓦楞子 20 克

上方加水 800mL，煎至 200mL，温服，共 7 剂。

二诊（2023 年 3 月 14 日）

刻下症见：头晕、手麻减轻，早餐后心悸明显，其余时间心悸减轻，余症同前。

舌脉：舌淡暗，苔白，脉沉缓。

处方：桂枝加龙骨牡蛎汤加减

桂枝	10克	白芍	10克	大枣	15克	生姜	10克
炙甘草	10克	龙骨^先煎	30克	牡蛎^先煎	30克	蒺藜	30克
制何首乌	10克	天麻	10克	钩藤^后下	10克	川牛膝	15克
桑寄生	20克	盐桑螵蛸	15克				

上方加水800mL，煎至200mL，温服，共7剂。

三诊（2023年3月29日）

刻下症见：头晕基本消失，早餐后心悸减轻，其余时间未见发作，仍有手麻、胃部不适感。

舌脉：舌淡暗，苔黄腻，脉沉缓。

处方：桂枝加龙骨牡蛎汤加减

桂枝	10克	党参	15克	大枣	15克	生姜	10克
炙甘草	10克	龙骨^先煎	30克	牡蛎^先煎	30克	瓜蒌皮	10克
麸炒枳壳	10克	丹参	30克	茜草	5克	益智仁	15克
醋延胡索	20克	黄芪	20克				

上方加水800mL，煎至200mL，温服，共7剂。

临证体会

心悸，《伤寒杂病论》称之为"心动悸""心下悸""心中悸""惊悸"。心悸常表现为心率异常，自觉心慌悸动不安，伴有气短、胸闷、眩晕、喘促等症状。《素问·至真要大论》"心澹澹大动"，《灵枢·本神》"心怵惕"，皆为类似心悸的描述。本案患者既往有胃脘不适症状，后天脾胃之基受损，气血生成不足。《素问·调经论》言"心藏神"，心失所养，不能藏神，神不安则志不宁，故出现心悸等症；气血不足以滋养肌肤肌肉，故有手麻症状；观其舌脉，舌淡暗、苔白，为阳气不足瘀生之象，脉沉缓提示心气不足，脾失健运，气血生成减少，运行受阻，重时可演变成心脉瘀滞证。

《难经》言"损其心者,调其营卫",故用桂枝加龙骨牡蛎汤加减,以调和营卫、养心安神。桂枝加龙骨牡蛎汤是东汉张仲景的名方,由桂枝汤加减变化而来,主要治疗心脏阳气不足、营卫失调、心神失养引起的心悸等症,以桂枝汤补益心气、调和营卫,龙骨、牡蛎重镇安神。方中,桂枝温补心肾之阳,白芍、甘草酸甘益阴,桂枝、白芍相合,温阳以益阴,敛阴以涵阳,并可调和营卫,使阳固阴守;生姜、大枣助桂枝、白芍增调和营卫之力;葛根升阳解肌;重用茯苓健脾和胃,并可养心安神;患者有胃痛不适,故予醋延胡索、煅瓦楞子制酸行气止痛;甘草调和诸药。全方和中有补,补中有温,可使阴阳平衡协调。

二诊时,患者头晕减轻,早餐后心悸明显,考虑晨起为阴藏阳升之际,患者自身阳气不足,故此时症状明显,于是在桂枝加龙骨牡蛎汤基础上调整用药,加重炙甘草用量以甘温益气、通经脉、缓急养心,蒺藜、天麻、钩藤平肝熄风;患者已 67 岁,任脉虚,太冲脉衰少,故予川牛膝、桑寄生、制何首乌补肝肾、强筋骨、养精血,以达心肾相交;患者胸中火烧感未见改善,故改盐桑螵蛸制酸止痛。

三诊时,患者头晕消失,早餐后心悸减轻,仍有手麻、胃部不适感,结合舌苔黄腻,考虑脾虚运化失常,痰涎湿浊交结,故用黄芪补气升阳,益智仁温补脾胃,瓜蒌皮、麸炒枳壳理气行滞、清热化痰,与益智仁共用而温清兼守,重用丹参养心安神活血,茜草通经散瘀,醋延胡索行气止痛。全方益阴扶阳,镇摄潜阳。阴平阳秘,则头晕自除、心悸好转。

（陈冰冰、孟繁甦／整理）

新加升降散加减治疗心悸案

患者方某，女性，50岁。

患者自觉心慌一两年，一年多前开始出现心慌发作频繁，遂至我院门诊就诊。

初诊（2024年1月10日）

刻下症见： 心慌发作约一周一次，伴脱发，面部开始长斑，焦虑不安。无胸闷心痛，无头晕目眩，无耳鸣健忘，无潮热汗出。纳眠可，二便正常。

月经史： 自2023年12月开始月经未至。

舌脉： 舌偏红，苔薄黄，脉沉细弱。

西医诊断： 心悸

中医诊断： 心悸

证型： 火热郁滞证

治法： 清透郁热。

处方： 新加升降散加减

姜僵蚕 10 克	蝉蜕 5 克	姜黄 10 克	淡豆豉 10 克
牡丹皮 20 克	栀子 10 克	连翘 10 克	珍珠母^{先煎}30 克
蜡梅花 15 克	桔梗 10 克	牡蛎^{先煎}30 克	

上方加水 600mL，煎至 400mL，温服，共 7 剂。

二诊（2024年1月23日）

刻下症见： 已无心慌，肠胃舒适。

舌脉： 舌偏红，苔薄黄，脉沉滑。

处方：上方去珍珠母，加桑白皮 15 克。

煎服法同前，共 7 剂。

三诊（2024 年 2 月 6 日）

刻下症见：排气多，无心慌。自诉晨起喝咖啡 20 年。

舌脉：舌偏红，苔薄黄，脉沉滑。

处方：上方加丹参 30 克。

煎服法同前，共 7 剂。

临证体会

本案患者为中年女性，近一年多心慌频发，伴焦虑不安，舌偏红，苔薄黄，脉沉细弱，四诊合参，辨为心悸之火热郁滞证，方选新加升降散加减。新加升降散是国医大师李士懋所创经验方，常用治火郁型心悸。他认为治疗火郁型心悸应当遵循"火郁发之"原则，祛其壅塞，展布气机。新加升降散由僵蚕、蝉蜕、栀子、豆豉、姜黄、生大黄、连翘、薄荷组成，全方以"清透"为法，可使内郁的火热之邪透达于外而解。

初诊方以僵蚕、蝉蜕为君，散热解郁；辅以栀子、连翘、豆豉，宣胸中郁热，增清透之力；用蜡梅花、桔梗、姜黄、牡丹皮行气活血，以畅气机，透发郁热；加珍珠母、牡蛎重镇安神，以减心慌。

二诊时，患者心慌好转，故守上方微调整，结合舌脉象，考虑患者仍有热象，故减重镇安神之珍珠母，加清热泻肺之桑白皮。

三诊时，患者无心慌，故守上方微调整，考虑久病则瘀，加丹参增清热活血之力，巩固疗效。

患者服药 21 剂后，心慌未再发作，可见辨证施治，可获良效。

心悸是指患者自觉心中悸动，惊惕不安，甚则不能自主的一种病证，常因情志波动或劳累过度而发作，病位在心，可涉及多脏腑，治疗时应辨清虚实，虚则补之、实则泻之，酌情配合重镇之法，以安心神。

（邹雨明、孟繁甦／整理）

四物汤合当归补血汤加减治疗虚劳案

患者陆某，女性，59 岁。

患者近一年无明显诱因下出现体重下降 20 余斤，遂至我院门诊就诊。

初诊（2022 年 7 月 27 日）

刻下症见：食欲不振，伴气短，情绪低落。无恶心呕吐，无胃痛胃胀，无反酸嗳气。纳眠差，大小便正常。

舌脉：舌淡胖边有齿痕，苔薄，脉沉细弱。

西医诊断：消瘦查因

中医诊断：虚劳

证型：脾胃虚弱证

建议患者行胃肠镜等检查，暂不予开药，待其完善相关检查后再制订下一步治疗方案。

二诊（2022 年 8 月 9 日）

刻下症见：心情好转，仍食欲不振、气短。无恶心呕吐，无胃痛胃胀，无反酸嗳气。纳眠差，大小便正常。

舌脉：舌淡胖边有齿痕，苔薄，脉沉细弱。

辅助检查：肠镜提示：直肠息肉；胃镜提示：①慢性浅表性胃炎伴糜烂；②胃体息肉。

西医诊断：睡眠障碍；慢性浅表性胃炎

中医诊断：虚劳

证型：气血不足证

治法：补血活血，理气解郁。

处方：四物汤加减

当归 10 克	川芎 5 克	白芍 10 克	熟地 10 克
茯苓 10 克	生地 10 克	牡蛎^{先煎} 30 克	钩藤^{后下} 10 克
百合 10 克	木香 5 克	砂仁 5 克	盐菟丝子 15 克
山药 10 克	赤芍 10 克	续断 10 克	

上方加水 800mL，煎至 200mL，温服，共 7 剂。

三诊（2022 年 8 月 17 日）

刻下症见：心情持续好转，气短好转，仍睡眠差，食欲不振，夜间汗出明显。无恶心呕吐，无胃痛胃胀，无反酸嗳气。大小便正常。

舌脉：舌淡暗瘀胖有裂纹，苔薄，脉沉细弱。

处方：四物汤合当归补血汤加减，即上方去山药、赤芍，加太子参 10 克、黄芪 15 克、丹参 15 克。

煎服法同前，共 7 剂。

四诊（2022 年 8 月 26 日）

刻下症见：气短明显好转，精神、心情、睡眠、食欲皆好转，夜间无汗出。纳可，大小便正常。

舌脉：舌淡暗瘀胖有裂纹，苔薄，脉沉细弱。

处方：上方加桔梗、连翘各 15 克。

煎服法同前，共 9 剂。

临证体会

《中医内科学》（中国中医药出版社出版）对"虚劳"的定义为：以脏腑亏损，气血阴阳虚衰，久虚不复成劳为主要病机，以五脏虚证为主要临床表现的多种慢性虚弱证候的总称。《金匮要略·血痹虚劳病脉证并治第六》首见"虚劳"病名。《理虚元鉴》"虚症有六因"中描述了虚劳病因："有先天之因，有后天之因，有痘疹及病后之因，有外感之因，有境遇之因，有医药之因。"本案患者属后天之因，为长期食欲不振导致脾胃气血生化无源。

该患者为中年女性，无明显诱因下出现食欲不振，伴气短，情绪低落，一年内体重下降20余斤。其肠胃镜检查结果可排除器质性病变及恶病质疾病问题。长期食欲不振，则体质虚弱，气血不足，结合舌脉象，考虑脾胃虚弱，气血生化不足，血虚则心神失于濡养，故见眠差；血为气之母，血虚则气不足，故见气短；气虚而血行不畅则易化瘀。治当补血活血、理气解郁，方拟四物汤加减，《太平惠民和剂局方》言四物汤"调益荣卫，滋养气血"。方中，当归、川芎行气补血活血；白芍养血柔肝；熟地滋阴补血；《仁斋小儿方论》言"人以胃气为本"，故加用山药、茯苓健脾养胃，牡蛎重镇安神，钩藤潜阳，赤芍散瘀，百合重镇安神、清心除烦，木香、砂仁芳香和胃，盐菟丝子、续断、生地滋补肝肾。

三诊时，患者心情、气短及睡眠较前好转，但其舌脉有瘀堵之象，气行则血行，故予四物汤合当归补血汤加减。《内外伤辨》对当归补血汤主治症状的描述为："治肌热，燥热，困渴引饮，目赤面红，昼夜不息。其脉洪大而虚，重按全无。《内经》曰：脉虚血虚。又云：血虚发热，证象白虎，惟脉不长实有辨耳，误服白虎汤必死。此病得之于饥困劳役。"该方被后世医家认为是补气血的基础方。因患者有血虚之象但无发热之症，故取黄芪补气养血，加用太子参补气生津健脾、丹参活血祛瘀。

四诊时，患者症状持续好转，故继续守上方加减，加桔梗行气消瘀、连翘清心安神。

《素问·五脏别论》云："胃为水谷之海，六腑之大源也。"《仁斋小儿方论·血荣气卫论》云："人受谷气于胃，胃为水谷之海，灌溉经络，长养百骸，而五脏六腑皆取其气。"可见胃主受纳功能的强弱，取决于胃气的盛衰，反映在能吃与不能吃，能吃则胃气强，不能吃则胃气弱。患者长期食欲不振，导致脾胃虚弱，气血不足，故发此病。此案使用的四物汤为补脾胃气血之良方，辅以除烦安神，后期则以补气生血的当归补血汤和四物汤加减合用为主，使气能行血，避免产生瘀血。

（陈冰冰、孟繁甦／整理）

五苓散合五皮饮加减治疗水肿案

患者朱某，男性，74岁。

患者双下肢水肿半年余，曾至他院及我院诊治，2023年1月14日予五苓散合五皮饮加减，服药后水肿有改善，但仍反复发作，同年2月3日予麻黄连翘赤小豆汤加减，服药后水肿仍存，遂又至我院门诊就诊。

既往有高血压病史；曾行肺癌手术（具体情况不详）；心、肾功能检查未见异常。

初诊（2023年2月15日）

刻下症见： 双下肢凹陷性水肿，稍怕冷。纳眠可，二便尚调。

舌脉： 舌淡红胖大，苔薄，脉沉弦滑有力。

西医诊断： 下肢水肿

中医诊断： 水肿

证型： 气化失司证

处方： 五苓散合五皮饮加减

猪苓 10克	泽泻 15克	白术 10克	茯苓 50克
桂枝 10克	山药 30克	盐菟丝子15克	大腹皮 20克
蒸陈皮 5克	桑白皮10克	白芍 15克	茯苓皮 30克

上方加水800mL，煎至400mL，温服，共7剂。

二诊（2023年2月22日）

刻下症见： 双下肢水肿明显好转，无怕冷。

舌脉：同前。

辅助检查：完善血脂、肝肾功能检查未见异常。

处方：上方去桑白皮、茯苓皮，加白扁豆 20 克。

煎服法同前，共 7 剂。

临证体会

本案患者双下肢水肿西医病因不明确，伴随症状少，反复发作。《金匮要略》云："师曰：诸有水者，腰以下肿，当利小便。"《医宗金鉴》云："皮水得之，内有水气，皮受湿邪。湿则从下肿，故跗浮肿。" 此类特发性水肿，中医有治疗优势。

结合舌脉象，考虑气化不利、水饮内停，当以行气利水、健脾渗湿为法，方选五苓散合五皮饮加减。五苓散出自《伤寒杂病论》，由泽泻、茯苓、猪苓、白术、桂枝组成，功能为化气利水、健脾祛湿。五皮饮最早见于《中藏经》，由茯苓皮、陈皮、桑白皮、生姜皮、大腹皮组成，功能为行气健脾、利水消肿。两方均为利水渗湿之剂，合用具有健脾理气、利水渗湿之功。

该患者初服此两方加减方即有效，但短期内反复发作；而此次开方也是此两方加减方，水肿症状明显好转，且未复发，原因为何？差异在哪？

前医具体方药如下（煎服法同）：

姜皮	10 克	桑白皮	10 克	蒸陈皮	10 克	大腹皮	10 克
茯苓皮	10 克	猪苓	15 克	泽泻	15 克	白术	10 克
茯苓	15 克	桂枝	5 克	麸炒苍术	10 克	姜厚朴	10 克
甘草片	5 克						

主要有两点不同：第一，仲景原方之五苓散，泽泻、茯苓、猪苓、白术、桂枝的药量之比是 5 : 3 : 3 : 3 : 2，前医用药配比接近原方，五皮饮各药也按原方等分；而此次开方重用茯苓至 50 克，五皮饮中用茯苓皮 30 克。第二，前医加苍术、厚朴重于理气；而此次开方加山药 30 克平补肺脾肾、菟丝子 15 克补益肝肾。

关于第一点，五苓散为什么按照这个比例进行组方？调整五味药的比例，功效是否不同？值得进一步研究。有些医家认为，遵循原方配比效果最好。而原方为散剂，目前临床应用不及汤剂广泛便捷，包括剂型在内，也可继续研究。茯苓，味甘、淡，性平，归心、肺、脾、肾经。《伤寒论》中茯苓最大用量为半斤，出现在太阳病篇"茯苓桂枝甘草大枣汤"，主要治疗水气偏重证，重用茯苓且先煎煮之，意在增强其健脾利湿化饮之功。有研究表明，茯苓在加减中是最少被去掉的一味药，其次是泽泻、白术、猪苓、桂枝。泽泻、茯苓最大剂量有用到 100 克；茯苓大剂量（一般是指 30 克以上）使用时利水效果显著增强。在使用五苓散加减治疗水液代谢失常的病证中，常重用茯苓至 30～50 克，收效满意。

关于第二点，该患者舌淡红胖大，稍怕冷，考虑以虚为本，脏腑责之于脾、肾、肺。《金匮要略·脏腑经络先后病脉证第一》云："夫治未病者，见肝之病，知肝传脾，当先实脾。四季脾王不受邪，即勿补之。"由五行生克之学说是否可推得："见脾之病，知脾传肾，当先益肾""见脾之病，知脾传肺，当先泻肺"？

《黄帝内经》有"诸水皆生于肾"之说。《中藏经》曰："水者肾之制也，肾者人之本也，肾气壮，则水还于肾，肾虚，则水散于皮。"《诸病源候论》曰："水病者，由肾脾俱虚故也。肾虚不能宣通水气，脾虚又不能制水，故水气盈溢，渗入皮肤，流遍四肢，所以通身肿也。"诸多病水肿者，会伴小便频多、畏寒等肾阳虚损症状。该患者小便尚调但稍怕冷，故不可忽视补肾之法，当有整体观念治本而论之。

（王滢、孟繁甦／整理）

五苓散加减治疗小儿遗尿案

患儿肖某，女性，7岁11个月，体重19.3千克。

患儿5岁余无明显诱因下出现夜间尿床一两次，遂至我院门诊就诊。

初诊（2023年5月24日）

刻下症见： 每晚尿床一两次，一般发生于23:00—24:00及3:00—4:00。睡前喝水不多，夜间有磨牙。无口渴，汗出正常。纳可，体力可，无怕冷。

舌脉： 舌淡，苔白厚，脉沉细。

西医诊断： 尿失禁

中医诊断： 遗尿

证型： 膀胱停水证

治法： 温阳健脾，化气行水。

处方： 五苓散加减

茯苓 10克	猪苓 5克	泽泻 5克	桂枝 5克
白术 5克	荆芥穗 5克	熟大黄 3克	盐桑螵蛸 5克
麻黄 3克			

上方加水500mL，煎至50mL，温服，共7剂。

二诊（2023年6月1日）

刻下症见： 家长诉患儿症状无明显改善，未出现失眠症状。

舌脉： 同前。

处方： 上方加重麻黄用量至5克。

煎服法同前，共 6 剂。

三诊（2023 年 6 月 7 日）

刻下症见：家长诉患儿服药后夜尿时间基本在 2：00—3：00，每晚一次。

舌脉：舌淡，苔白稍厚，脉沉细。

处方：上方三药加重用量：茯苓 20 克、熟大黄 5 克、麻黄 10 克；荆芥穗改后下。

煎服法同前，共 7 剂。

四诊（2024 年 6 月 15 日）

刻下症见：家长诉患儿夜间被呼叫后很快可以醒（既往很难被唤醒），6 月 8 日至 14 日期间无尿床。

处方：麻黄汤加减

防风　　5 克　　桂枝　　5 克　　茯苓 20 克　　荆芥穗^{后下}5 克

熟大黄 5 克　　麻黄 10 克　　细辛　1 克

上方加水 500mL，煎至 50mL，温服，共 7 剂。

五诊（2023 年 6 月 21 日）

刻下症见：家长诉患儿夜间被呼叫后很快可以醒，6 月 16 日至 20 日尿床次数增至每晚一两次。

舌脉：舌淡，苔白（因患儿未至诊室，仅查看照片）；未诊脉。

处方：五苓散加减

茯苓　　20 克　　猪苓　　　5 克　　泽泻　　5 克　　桂枝　5 克

白术　　　5 克　　荆芥穗^{后下}5 克　　熟大黄 5 克　　麻黄 10 克

麸炒苍术 5 克

上方加水 500mL，煎至 50mL，温服，共 7 剂。

六诊（2023 年 6 月 29 日）

刻下症见：家长诉患儿夜尿情况同前。

舌脉：舌尖红，苔黄厚（因患儿未至诊室，仅查看照片）；未诊脉。

处方：麻黄汤加减

桂枝　5 克　　燀苦杏仁 5 克　　防风　　　10 克　　炙甘草 10 克

紫苏叶 5 克　　麻黄　　10 克　　荆芥穗[后下] 5 克

上方加水 500mL，煎至 50mL，温服，共 3 剂。

七诊（2023 年 7 月 4 日）

刻下症见：家长诉患儿夜尿情况基本同前，未见明显改善。睡眠情况基本同前。

舌脉：舌尖稍红，苔白腻厚水滑，脉浮。

处方：王幸福小儿遗尿经验方

益智仁 30 克　　覆盆子 15 克　　盐金樱子 10 克　　五味子　　10 克

莲须　　10 克　　盐杜仲 10 克　　党参　　　10 克　　盐桑螵蛸 15 克

麻黄　　10 克

上方加水 500mL，煎至 50mL，温服，共 7 剂。

2023 年 8 月 2 日随诊：家长诉患儿已无尿床，夜间唤醒一次，易被唤醒，尿量大。

临证体会

遗尿又称"尿床""遗溺"，是指 5 周岁以上的小儿，在睡眠状态下不自主排尿≥ 2 次 / 周，持续 3 个月以上的一种病证。临床表现为：不能从睡眠中醒来而反复发生无意识排尿行为；睡眠较深，不易被唤醒。

中医学认为，尿液的生成和排泄，与肺、脾、肾、三焦、膀胱关系密切。

《灵枢·九针》云："膀胱不约为遗溺。"本案患儿已 2 年多每晚尿床，无其他伴随症状。初诊时，考虑膀胱水停，以五苓散加减投石问路，意在恢复膀胱正常气化功能。方中，茯苓、猪苓、泽泻健脾利水、通利小便，桂枝温阳化水，白术健脾燥湿，上加荆芥穗"提壶揭盖"，下予盐桑螵蛸补肾固涩，少量麻黄助阳气；舌苔白厚，故纳熟大黄以稍泄内热。调摄方面，嘱家长记录患儿排尿情况，在以药物调理的同时坚持排尿训练，夜间定时唤醒患儿排尿，使其习惯醒时主动排尿。

二诊时，患儿遗尿症状无明显改善，睡眠尚可，考虑病程长，难以一时有明显变化，再予 6 剂，加重麻黄用量，以观之。

三诊时，患儿遗尿次数较前稍减少，考虑有效，故加重茯苓用量至 20克，加强其健脾利水、宁心安神之效；舌淡、苔白厚、脉沉细，据《诸病源候论·小儿杂病诸候》"遗尿者，此由膀胱有冷，不能约于水故也"，考虑膀胱水停，并有下元虚寒，故继续加重麻黄用量至 10 克，取其振奋阳气之功。

四诊时，患儿遗尿症状消失，故仍用茯苓健脾利水；因患儿稍有鼻塞流涕，余改予解表散寒之品，意使内外气机得畅。

五诊时，患儿症状反复，故用回五苓散加减方，加麸炒苍术加强燥湿之功。

六诊时，患儿有感冒，据照片舌诊，考虑风热感冒，急则治其标，故予麻黄汤加减。

七诊时，从患儿排尿情况看，又回到原点，再次改换思路，以温阳固肾缩泉为法，予王幸福小儿遗尿经验方。此方为王幸福从孟景春老中医的医话中得到启发所创，方中益智仁必须用至 30 克，若减至 15 克以下效果较差，麻黄不可减去，一般 3～7 剂即愈。随诊反馈，患儿用药一个月内再无遗尿。《诸病源候论·小便病诸候》云："夫人有于眠睡不觉尿出者，是其禀质阴气偏盛，阳气偏虚者，则膀胱肾气俱冷，不能温制于水，则小便多，或不禁而遗尿。"小儿的生理特点为"三有余、四不足"：阳常有余，阴常不足；肝常有余，脾常不足；心常有余，肺常不足；肾常虚。肾虚则无力收涩固精，诸多医家在治疗小儿遗尿时认为"凡遗尿者，需顾护肾阳"，以温补下元、固摄膀胱为原则，用药取补气温阳、收敛固摄之类。

七诊方重用辛温之益智仁，入脾、肾二经，有温脾止泻摄涎、暖肾缩尿固精之效；覆盆子、金樱子、五味子、莲须、杜仲、桑螵蛸之辈，重于补益肝肾、收涩固精；加党参健脾益气，麻黄固尿缩泉、振奋阳气。"中医不传之秘在量"，此案麻黄用量较大，考虑患者为小儿，故从少量逐渐递增。小儿遗尿在西医治疗上方法局限且依从性不佳，中医治疗有优势。此经验方也可多加验证。

（王滢、孟繁甦／整理）

五苓散加减治疗尿频案

患者何某，女性，69岁。

患者反复尿频尿急五六年，自行服药后好转；1个多月前再次出现上述症状，曾至他院诊治，症状稍有好转，但仍轻度尿频尿急，遂至我院门诊就诊。

初诊（2023年10月7日）

刻下症见：尿频尿急，下腹胀，有发热感。口干，汗出正常，夏天不怕热、冬天怕冷。大便正常。

舌脉：舌干淡红，苔薄白，脉沉细弱。

西医诊断：尿频

中医诊断：小便不禁

证型：膀胱失约证

处方：五苓散加减

茯苓 30克	猪苓 10克	泽泻 15克	桂枝 10克
白术 10克	小茴香 10克	乌药 10克	白芍 10克
赤芍 10克	醋延胡索 15克	甘草片 10克	

上方加水800mL，煎至400mL，温服，共3剂。

二诊（2023年10月11日）

刻下症见：下腹胀热好转。

舌脉：舌干淡红，苔薄白，脉沉细弱。

处方：上方加泽兰15克、地肤子10克。

煎服法同前，共7剂。

三诊（2023 年 10 月 24 日）

刻下症见：服药期间排尿顺畅，小腹无灼热感；停药后反复。

处方：上方加桑寄生 25 克、续断 10 克。

煎服法同前，共 7 剂。

临证体会

初诊时，患者尿频尿急伴有发热感、口干，惯性思维认为是下焦湿热困阻，津液无法上承而表现为口干。但细观其舌脉，舌干淡红，苔薄白，脉沉细弱，并非湿热之象。细问可知，患者怕冷，并不怕热，故辨为肾阳虚之膀胱失约证。下腹胀、有发热感，考虑气化不利，郁而化热，故用五苓散温阳化气、行湿利水；加用小茴香、乌药，既可理气，又可温肾阳；白芍、赤芍、延胡索理气活血，气血运行通畅则郁热自消；甘草除了调和药性，还温中益气、清热。患者服用一周后下腹胀热好转，故继续守上方，加泽兰利水化瘀、地肤子清利湿热。患者服药期间排尿顺畅，尿急好转。最后用桑寄生、续断益肾缩尿，增强药效。

《伤寒论》《金匮要略》中的"若脉浮，小便不利，微热，消渴者，五苓散主之""痞不解，其人渴而口燥，烦，小便不利者，五苓散主之""脉浮，小便不利，微热，消渴者，宜利小便、发汗，五苓散主之"，都提及五苓散能治疗小便不利，未提其能治疗尿频尿急之症。然五苓散的主要疗效是补肾健脾、温阳化气，因此不管是小便不利还是尿频尿急，只要对症就可以运用五苓散治疗。

（邓文婷、孟繁甦／整理）

五苓散合升阳散火汤加减治疗尿失禁案

患者柴某，女性，38岁。平时从事劳力性工作。

患者自3年前开始出现打喷嚏容易漏尿，遂至我院门诊就诊。

2017年分娩二胎后自觉受风。

初诊（2023年3月8日）

刻下症见： 打喷嚏容易漏尿，无明显恶寒发热。大便正常，汗出正常，易口干、口腔溃疡。睡眠欠佳，22：00—2：00易醒。

舌脉： 舌淡胖，苔薄白，脉沉弱。

西医诊断： 压力性尿失禁

中医诊断： 漏尿遗尿

证型： 气化不利证

治法： 化气利水，补气升提。

处方： 五苓散合升阳散火汤加减

| 猪苓 | 10克 | 泽泻 15克 | 白术 10克 | 茯苓 | 50克 |

猪苓　10克　　泽泻 15克　　白术 10克　　茯苓　50克

桂枝　10克　　山药 10克　　升麻 15克　　葛根　15克

北柴胡 5克　　防风　5克　　白芍 10克　　炙甘草 10克

党参　30克　　知母 20克

上方加水800mL，煎至400mL，温服，共3剂。

二诊（2023年3月15日）

刻下症见： 诸症好转。

处方：上方加黄芪 50 克。

煎服法同前，共 7 剂。

随诊：患者症状明显好转。嘱其进行盆底肌肉训练；尽量少熬夜，避免过度劳累。

临证体会

压力性尿失禁的病因有多种，包括年龄、性别、妇科手术、生活习惯、高血压、肥胖等因素。此病不仅会给患者身心带来极大痛苦，还会给其生活质量带来严重影响。

压力性尿失禁属于中医学"遗溺"范畴。病机在于膀胱约束失司，致遗溺不止，其根源在于脾、肾功能失调。脾为气血生化之源，主运化水谷精微、调节水液代谢。脾气不足，固摄无权，中气下陷，则咳而小便失禁，发为遗溺。肾为先天之本，主水，与膀胱相表里，膀胱的开阖依赖于肾气的固摄及通利、温煦之力，肾气不足、肾阳虚衰可致下焦虚寒，膀胱气化失常，不能约束水道，则尿液不受固摄，发为遗溺。可见，补益脾肾之气、升清阳之气，是治疗的关键。

本案以升阳散火汤为基础方，重在补益中焦、升举阳气，首方取效后加大量黄芪以补益肺脾。五苓散是水液代谢基础方，在补益的基础上使用五苓散能化气利水，使水液得以归经。另嘱患者通过体重管理、避免持续增加腹压的动作或行为、产后盆底康复训练、盆底肌肉锻炼、盆底康复操等积极防治。

（杜子媚、孟繁甦／整理）

增液汤合血府逐瘀汤加减治疗便秘案

患者林某，女性，68 岁。

患者便秘 10 年余，自行间断服用便通胶囊，曾在他院行相关检查提示结"肠黑变病"，几年前曾服用中药治疗便秘，效果不佳，遂至我院门诊就诊。

初诊（2024 年 2 月 27 日）

刻下症见：大便秘结。无恶寒发热，无异常汗出，无头身疼痛，无口干口苦，无胸腹部不适。纳食可，睡眠正常，情绪正常。

舌脉：舌暗红胖大，苔薄黄，脉沉。

西医诊断：便秘

中医诊断：便秘

证型：痰瘀阻络证

治法：气血同调，滋阴濡润。

处方：增液汤合血府逐瘀汤加减

燀桃仁 10 克	玄参 30 克	地黄 50 克	麦冬 15 克
当归 10 克	郁李仁 15 克	川牛膝 10 克	麸炒枳壳 10 克

上方加水 800mL，煎至 200mL，温服，共 7 剂。

二诊（2024 年 3 月 5 日）

刻下症见：排气多，纳可。自诉上周共排大便 3 次（未服用便通胶囊）。

舌脉：舌暗红胖大，苔薄黄，脉沉。

处方：增液汤合血府逐瘀汤加减

燀桃仁 15 克　　玄参　　30 克　　地黄　　　50 克　　当归 10 克

郁李仁 15 克　　川牛膝 10 克　　麸炒枳壳 10 克　　白术 50 克

黄芪　　10 克

上方加水 800mL，煎至 200mL，温服，共 7 剂。

临证体会

便秘是指以大便秘结不通，或排便间隔时间延长，或虽有便意但排便困难为主要表现的一类病证。老年人为便秘多发人群。便秘病位在大肠，病机为大肠传导功能失常。从老年人的生理特点来说，主要是多虚多瘀。年岁增长而气血虚衰，气虚则无以导气行滞，血虚则无以荣润脉道、肠道；瘀为病理产物，同时又使机体之气机不能顺行畅通。

本案患者便秘病程 10 年余，深受其扰，曾服用中药及自购中成药治疗，疗效不佳，长久之后肠镜检查提示"结肠黑变病"。临床上也见一些老年人自行购买番泻叶等中药治疗便秘，用时有效，一旦停用则更加秘结不通，甚则如本案患者一样，导致大肠产生器质性病变，治标不治本且加重原有问题。

论治老年便秘需重视其多虚多瘀、易有痰瘀交阻的特点。本案患者除便秘主证外，伴随症状不多，故需要从其舌脉入手。舌暗红胖大、苔薄黄、脉沉，提示有瘀有虚，偏于阴虚，稍有内热。方拟增液汤合血府逐瘀汤加减，以气血同调、滋阴濡润为法。方中，桃仁破血行滞而润燥；牛膝活血通经，祛瘀止痛，引血下行；地黄、当归养血益阴，清热活血；枳壳主降，配伍牛膝引血下行；玄参、麦冬滋阴，合大量地黄，增液行舟。不用柴胡、桔梗，因其气主升，此方之药力乃关注于下，导滞下行，使大肠腑通。桃仁、郁李仁为植物种子，此类中药油脂含量丰富，可濡润肠道，取麻子仁丸治肠燥便秘之意。

初诊方疗效尚可，故二诊继以上方加减，去麦冬，加大量白术（50 克）健脾益气，配伍黄芪，增强中焦运化功能，益气生津。

（王滢、孟繁甦／整理）